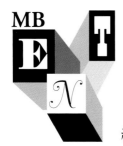

編集企画にあたって……

　"子どもの睡眠・呼吸障害"に関連する症状は多岐にわたり，プライマリケアから重症心身障害児に至るまで重症度も様々です．また，"子どもの睡眠・呼吸障害"に関連する疾患は，様々な診療科が関わる学際的な分野と言えます．患児さんは耳鼻咽喉科外来にも受診されますが，その多くは耳鼻咽喉科医のみで診療が完結するわけではなく，他診療科との連携が必要となります．他診療科医師，およびパラメディカルスタッフとしっかりディスカッションを行い，交流を図り，その疾患に関する考え方，および一人ひとりの治療方針を共有することがとても大切となります．この分野における"高い医療水準"とは「総合的に患児の評価を正しく行い，個々に適切な治療に導くこと」にあると言えます．

　本特集では小児科医，麻酔科医のエキスパートの先生方に，深い理論に基づいたコンセプト，また実地臨床に即した実践的な考え方などを精魂込めて書いていただいています．どちらの寄稿も耳鼻咽喉科医が普段聞くことのできない貴重な内容となっています．また，耳鼻咽喉科医の立場からも，国際的な up to-date な情報を盛り込んだ知見や，自験例に基づいた考察などについて詳細に解説いただいています．是非ともお読みいただきたいと存じます．なお，本特集は睡眠関連呼吸障害，および覚醒時の呼吸障害に焦点を当て，幅広い"睡眠疾患"に的を拡げることはスペースの関係からも控えさせていただきました．また，今号の著者以外にも本分野に造詣の深い先生方は多数いらっしゃることを，申し添えさせていただきます．

　最後に，お忙しいなか原稿を仕上げていただいた著者の先生方に，心より感謝と御礼を申し上げます．

2019 年 1 月

鈴木雅明

KEY WORDS INDEX

和文

あ行
アデノイド切除・口蓋扁桃摘出術　*1*
アレルギー性鼻炎　*38*
咽頭狭窄　*25*

か行
化学受容体　*11*
下顎低形成　*25*
顎顔面　*47*
顎顔面形態の成長　*38*
覚醒時興奮　*63*
気管切開　*31*
季節　*47*
気道病変　*76*
吸気性喘鳴　*71*
口呼吸　*1, 38*
経鼻エアウェイ　*25*
口腔筋機能療法　*1*
拘束性換気障害　*31*
喉頭蓋吊り上げ術　*71*
喉頭気管分類術　*31*
喉頭形成術　*71*
喉頭軟弱症　*71*
呼吸障害　*76*
呼吸理学療法　*76*

さ行
持続的呼吸モニタリング　*63*
周術期呼吸器合併症　*63*
重症心身障害児　*76*
終夜パルスオキシメトリー　*63*
上顎急速拡大　*1*
小児　*47*
神経筋疾患　*31*
新生児　*11*
睡眠環境　*19*
睡眠呼吸障害　*1, 38*
睡眠時無呼吸　*11*
睡眠時無呼吸症　*47*
ステロイド　*47*
早産児　*11*

た・な行
多職種連携　*76*
トリーチャーコリンズ症候群　*25*
乳幼児　*11*
乳幼児突然死症候群　*19*
乳幼児突発性危急事態　*19*

は行
肺内パーカッションベンチレーター　*76*
ピエールロバン症候群　*25*
鼻呼吸障害　*38*
非侵襲的陽圧換気療法　*31*
フローリミテーション　*1*
閉塞性睡眠時無呼吸症　*53, 71*

ま・や・ら行
麻薬感受性亢進　*63*
慢性呼吸不全　*31*
無呼吸低呼吸指数　*53*
薬物　*47*
リスク因子　*19*

欧文

A
adenotonsillectomy　*1*
AHI　*53*
airway disorder　*76*
allergic rhinitis　*38*
ALTE　*19*

C
CHAT study　*53*
chemoreceptor　*11*
children　*47*
chronic respiratory failure　*31*
collaboration among medical institutions　*76*
continuous respiratory monitoring　*63*
cranial facial　*47*

E・F
emergence agitation　*63*
epiglottopexy　*71*
flow limitation　*1*

I
increased analgesic sensitivity to opiates　*63*
infant　*11*
intrapulmonary percussive ventilation　*76*

L
laryngomalacia　*71*
laryngoplasty　*71*
laryngotracheal separation　*31*

M
mandibular hypoplasia　*25*
McGill Oximetry Score　*63*
medication　*47*
MOS　*63*
mouth breathing　*1*
myofunctional therapy　*1*

N
nasal air way　*25*
nasal airway obstruction　*38*
neonate　*11*
neuromuscular disease　*31*
non-invasive positive pressure ventilation　*31*

O
obstructive sleep apnea　*71*
oral respiration　*38*
orofacial growth development　*38*
OSA　*53*
overnight pulse oximetry　*63*

P
perioperative respiratory adverse events　*63*
pharyngeal stenosis　*25*
Pierre Robin syndrome　*25*
preterm infant　*11*

R
rapid maxillary expansion　*1*
respiratory distress　*76*
respiratory physical therapy　*76*
restrictive ventilatory disturbance　*31*
risk factor　*19*
RME　*1*

S
SDB　*1*
season　*47*
severe motor and intellectual disabilities　*76*
SIDS　*19*
sleep apnea　*11*
sleep apnea disorder　*47*
sleep disordered breathing　*1, 38*
sleep environment　*19*
steroid　*47*
stridor　*71*

T
tracheotomy　*31*
Treacher Collins syndrome　*25*

WRITERS FILE ライターズファイル（50音順）

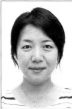

池田 このみ
（いけだ このみ）

2005年 山口大学卒業
2007年 東京慈恵会医科大学耳鼻咽喉科入局
2007～12年 厚木市立病院耳鼻咽喉科
2017年 東京慈恵会医科大学附属病院耳鼻咽喉科
2018年 同大学附属第三病院耳鼻咽喉科

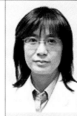

加藤 稲子
（かとう いねこ）

1983年 京都府立医科大学卒業
1984年 豊橋市民病院小児科
1989年 名古屋市立大学小児科
1996年 ブリュッセル自由大学附属小児病院 Pediatric Sleep Unit
1997年 名古屋市立大学小児科
2007年 同大学新生児小児医学分野，准教授
2010年 同大学新生児小児医学分野，病院教授
2012年 埼玉医科大学総合医療センター新生児科，教授
2015年 三重大学周産期新生児発達医学講座，教授

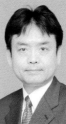

中山 明峰
（なかやま めいほう）

1985年 愛知医科大学卒業
1990年 同大学大学院修了
1992年 米国 Southern Illinois University 大学留学
1995年 愛知医科大学耳鼻咽喉科，講師
2001年 同大学睡眠障害センター，副部長
同大学耳鼻咽喉科，助教授
2008年 名古屋市立大学耳鼻咽喉科，准教授
2011年 同大学睡眠医療センター長

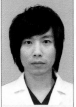

稲田 紘也
（いなだ ひろや）

2015年 藤田保健衛生大学（現，藤田医科大学）卒業
2017年 同大学ばんたね病院耳鼻咽喉科，助手

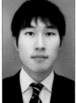

川上 定俊
（かわかみ さだとし）

2015年 広島大学卒業
地方独立行政法人京都市立病院，初期研修医
2017年 千葉大学病院麻酔・疼痛・緩和医療科，後期研修医
2018年 帝京ちば総合医療センター麻酔科，後期研修医

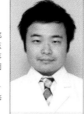

濱本 真一
（はまもと まさかず）

2007年 川崎医科大学卒業
2009年 同大学附属病院初期研修終了
同大学耳鼻咽喉科入局，臨床助教
2017年 同大学大学院修了
同大学耳鼻咽喉科，臨床助教

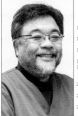

小保内 俊雅
（おぼない としまさ）

1991年 千葉大学卒業
同大学小児科学教室入局
1992年 松戸市立病院新生児科
君津中央病院新生児科
1994年 国立精神神経センター神経研究所疾病研究第2部
1996年 愛育病院新生児科
1998年 国立精神神経センター神経研究所疾病研究第2部
聖母病院小児科勤務
2000年 ドイツ，Hannover 医科大学神経病理学教室
2002年 ドイツ，Goettingen 大学神経病理学教室
2004年 東京女子医科大学母子総合医療センター新生児科
2008年 多摩北部医療センター
2012年 同センター小児科，部長

鈴木 雅明
（すずき まさあき）

1989年 東北大学卒業
同大学耳鼻咽喉科入局
1994～96年 米国ワシントン大学耳鼻咽喉科留学
2002年 東北大学医学部耳鼻咽喉科，院内講師
2003年 世田谷睡眠呼吸センター，院長
2004年 帝京大学耳鼻咽喉科，講師
2010年 同，准教授
2012年 同大学ちば総合医療センター耳鼻咽喉科，教授

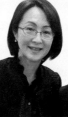

守本 倫子
（もりもと のりこ）

1994年 新潟大学卒業
慶應義塾大学耳鼻咽喉科入局
1995年 川崎市立川崎病院耳鼻咽喉科
1998年 米国 Baylor 医科大学耳鼻咽喉科留学
1999年 国立小児病院耳鼻咽喉科
2002年 国立成育医療研究センター耳鼻咽喉科
2014年 同，医長
2018年 同，診療部長

小俣 卓
（おまた たく）

1995年 信州大学卒業
千葉大学病院小児科入局
1996～2004年 都立墨東病院，東京逓信病院，君津中央病院，千葉市立海浜病院，千葉大学病院にて小児科・新生児科
2005年 千葉県こども病院神経科，医長
2013年 同，部長

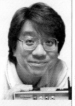

田中 総一郎
（たなか そういちろう）

1989年 東北大学卒業
山形市立病院済生館小児科
1991年 埼玉小児医療センター未熟児新生児科
国立精神・神経センター神経研究所疾病研究第2部
1993年 同センター武蔵病院小児神経科
1995年 東北大学医学部附属病院小児科
2000年 心身障害児総合医療療育センター小児科
2001年 宮城県拓桃医療療育センター小児科療育部長
2012年 東北大学大学院医学系研究科発生・発達医学講座小児病態学分野，准教授
2016年 医療法人はるたか会あおぞら診療所ほっこり仙台，院長

CONTENTS

子どもの睡眠・呼吸障害
―病態・合併症・治療―

小児睡眠呼吸障害―現時点における考え方― ……………………………… 鈴木　雅明　　1
　小児睡眠呼吸障害では行動・認知機能や顎顔面形態が問題となる軽症例が注目されている．耳鼻咽喉科医オンリーではない学際的分野として他診療科との連携が必須である．

乳幼児における呼吸調節 ……………………………………………………… 小保内俊雅　11
　中枢神経の発達が著しい乳幼児期の呼吸調節とその異状に関して，発達時期に則して解説した．

乳幼児突然死症候群（sudden infant death syndrome；SIDS） ………… 加藤　稲子　19
　乳幼児突然死症候群は健康と思われていた乳児が突然死を起こす原因不明の疾患である．乳児の突然死を幅広く防ぐ目的で安全な睡眠環境が考えられるようになった．

先天性頭蓋顔面低形成と呼吸障害 …………………………………………… 守本　倫子　25
　頭蓋顔面低形成に伴う上咽頭狭窄では経鼻エアウェイにより閉塞性呼吸障害が改善することもあり，気管切開を避けることができる．

神経筋疾患と呼吸障害 ………………………………………………………… 小俣　　卓　31
　神経筋疾患の呼吸不全は呼吸筋の筋力低下や胸郭の異常による拘束性換気障害が中心で，近年はNPPVが第一選択とされている．さらに進行すれば気管切開，人工呼吸管理となる．

小児鼻呼吸障害の睡眠および成長への影響 ………………………………… 池田このみほか　38
　鼻呼吸障害は小児OSAのリスクファクターであり，OSA児の鼻腔抵抗値は上昇している．口呼吸を介して下顎の後退や上顎の発育抑制をきたし，将来の成人OSA発症のリスクを高める．小児OSAの鼻呼吸障害に対する早期介入と継続治療が重要である．

編集企画/鈴木雅明
帝京大学ちば総合医療センター教授

Monthly Book ENTONI No. 230/2019. 4 目次
編集主幹/本庄　巖　市川銀一郎　小林俊光

小児睡眠呼吸障害—保存的療法— ……………………………… 中山　明峰ほか 47

小児 OSA 治療の第一選択は外科的治療であるが，保存療法が効果を示す症例がある．近年保護者が手術に消極的な場合も見受けられ，手術に迷った際には保存療法を試みる必要性がある．
小児 OSA は季節的変動がみられる．症状が悪化しやすい冬〜春期に発生した場合，保存療法を行い，夏期に症状改善する場合がある．保存療法は主にステロイド鼻スプレーを用いるが，顎顔面が関与する場合，医科歯科連携で治療にあたる必要がある．

小児睡眠呼吸障害—手術的治療— ……………………………… 稲田　紘也ほか 53

小児 OSA の手術治療において術後のより高い改善率を目指すためには術前により根拠に基づいた評価が必要である．今回 CHAT study により軽度〜中等度の小児 OSA についても検討した．

小児睡眠時呼吸障害(SDB)周術期管理
—口蓋扁桃摘出・アデノイド切除術の周術期管理を中心に— ……………………………… 川上　定俊ほか 63

小児睡眠時呼吸障害に対する T&A の安全な周術期管理には，術前終夜パルスオキシメトリーによる重症度評価に基づく管理計画，特に術後持続的呼吸モニタリングが重要である．

喉頭軟弱症と呼吸障害 ……………………………… 濵本　真一ほか 71

喉頭軟弱症の病態，診断，治療について，また生じえる呼吸障害，注意すべき合併症について概説した．

重症心身障害児の呼吸障害 ……………………………… 田中総一郎 76

呼吸障害に対するアプローチは，生命維持機能の向上だけでなく，子どもたちの自己実現の機会を増やすためにも重要である．

Key Words Index ……………………………… 前付 2
Writers File ……………………………… 前付 3
FAX 専用注文書 ……………………………… 87
FAX 住所変更届け ……………………………… 88
バックナンバー在庫一覧 ……………………………… 89
Monthly Book ENTONI 次号予告 ……………………………… 90

【ENTONI® (エントーニ)】
ENTONI とは「ENT」(英語の ear, nose and throat：耳鼻咽喉科)にイタリア語の接尾辞 ONE の複数形を表す ONI をつけ，耳鼻咽喉科領域を専門とする人々を示す造語．

2019-2020 日本医書出版協会・認定書店一覧

日本医書出版協会では下記書店を医学書の専門店・販売店として認定しております。本協会認定証のある書店では，医学・看護書に関する専門的知識をもった経験豊かな係員が皆様のご購入に際して，ご相談やお問い合わせに応えさせていただきます。

また正確で新しい情報を常にキャッチし，見やすい商品構成などにも心がけて皆様をお迎えいたします。医学書・看護書をご購入の際は，お気軽に，安心して認定店をご利用賜りますようご案内申し上げます。

■ 認定医学書専門店

＊医学書専門店の全店舗（本・支店，営業所，外商部）が認定店です。

北海道	東京堂書店	東 京	文光堂書店	愛 知	大竹書店	広 島	井上書店
	昭和書房		医学堂書店	三 重	ワニコ書店	山 口	井上書店
宮 城	アイエ書店		東邦稲垣書店	京 都	辻井書院	徳 島	久米書店
山 形	髙陽堂書店		文進堂書店	大 阪	関西医書	福 岡	九州神陵文庫
栃 木	廣川書店	神奈川	鈴文堂		ワニコ書店	熊 本	金龍堂
	大学書房	長 野	明倫堂書店	兵 庫	神陵文庫	宮 崎	田中図書販売
群 馬	廣川書店	新 潟	考古堂書店	奈 良	奈良栗田書店		
千 葉	志学書店		西村書店	島 根	島根井上書店		
東 京	明文館書店	静 岡	ガリバー	岡 山	泰山堂書店		

■ 認定医学書販売店

北海道	丸善雄松堂・札幌営業部	東 京	丸善雄松堂・首都圏医療営業部	愛 知	丸善雄松堂・名古屋医療営業部
	紀伊國屋書店・札幌本店		オリオン書房・ノルテ店	京 都	大垣書店・イオンモールKYOTO店
岩 手	東山堂・外商部・北日本医学書センター	神奈川	有隣堂・本店医学書センター・書籍外商部医書営業課・医学書センター北里大学病院店・横浜駅西口店医学書センター	大 阪	紀伊國屋書店・梅田本店・グランフロント大阪店
宮 城	丸善・仙台アエル店		丸善・ラゾーナ川崎店		ジュンク堂書店・大阪本店
	丸善雄松堂・仙台営業部	富 山	中田図書販売・本店・外商部・富山大学杉谷キャンパス売店		MARUZEN&ジュンク堂書店・梅田店
秋 田	加賀谷書店・外商部	石 川	明文堂書店・金沢ビーンズ	香 川	宮脇書店・本店・外商部・香川大学医学部店
福 島	岩瀬書店・外商センター・富久山店	福 井	勝木書店・外商部・福井大学医学部売店	愛 媛	新丸三書店・本店／外商部・愛媛大学医学部店
茨 城	ACADEMIA・イーアスつくば店	静 岡	谷島屋・浜松本店・浜松医科大学売店	高 知	金高堂・本店・外商センター・高知大学医学部店
埼 玉	佃文教堂		吉見書店・外商部	福 岡	丸善雄松堂・福岡営業部
東 京	三省堂書店・神保町本店	愛 知	三省堂書店・名古屋本店・名古屋高島屋店		ジュンク堂書店・福岡店
	ジュンク堂書店・池袋本店			沖 縄	ジュンク堂書店・那覇店
	紀伊國屋書店・新宿本店新宿医書センター				
	丸善・丸の内本店				

2019.01作成

一般社団法人 日本医書出版協会
JMPA japan medical publishers association
https://www.medbooks.or.jp/

〒113-0033 東京都文京区本郷5-1-13 KSビル7F
TEL (03)3818-0160　FAX (03)3818-0159

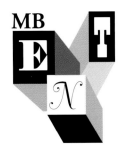

◆特集・子どもの睡眠・呼吸障害—病態・合併症・治療—

小児睡眠呼吸障害
—現時点における考え方—

鈴木雅明*

Abstract 現在，小児睡眠呼吸障害(SDB)では行動・認知機能低下および顎顔面形態劣成長が問題となる軽症例が注目されている．SDB が出現してきた際には既にこれらの問題が生じており，口呼吸など早期症状の治療が重要となる．軽〜中等症例では，臨床症状によっては保存的治療を先行してよいが，十分なフォローが必要である．一方，中等症以上の例に対するアデノイド切除・口蓋扁桃摘出術により SDB に関連する合併症・病態を改善・治癒させるという多くのエビデンスが積み重なりつつある．また，術後 SDB 残存例に対して，持続気道陽圧療法，また上顎急速拡大や口腔筋機能訓練法などの歯科的治療が注目を集めている．治療のゴールは無呼吸低呼吸指数(AHI)＜1/h というより，SDB と関連するいびき，口呼吸などの症状・病態を治すことである．耳鼻咽喉科の 1 領域である SDB 分野は，耳鼻咽喉科医オンリーではない学際的分野であり，他診療科との連携が必須である．

Key words 睡眠呼吸障害(sleep-disordered breathing；SDB)，口呼吸(mouth breathing)，フローリミテーション(flow limitation)，アデノイド切除・口蓋扁桃摘出術(adenotonsillectomy)，上顎急速拡大(rapid maxillary expansion；RME)，口腔筋機能療法(myofunctional therapy)

はじめに

昨今の国際睡眠学会における小児睡眠呼吸障害(sleep-disordered breathing；SDB)セッションにて今注目を浴びているのは著明な低酸素症(hypoxia)を伴わず，漏斗胸や心血管系への影響が懸念される程ではない軽症 SDB である．取り上げられるテーマは認知機能低下および顎顔面形態劣成長となる．治療方法として歯科的治療法，薬物療法および持続気道陽圧呼吸(continuous positive airway pressure；CPAP)療法が話題となり，パネリストには小児科医，精神科医および歯科医が連なる．2018 年春に開催された国際小児睡眠学会(International Pediatric Sleep Association；IPSA)でのオープニングを飾る "honorary lecture" のテーマは，小児 SDB に対する CPAP 療法に関する講演であった．この小児 SDB に対する CPAP および矯正歯科的治療の波は確実に日本にもやってきている．耳鼻咽喉科の 1 領域である本疾患は耳鼻咽喉科医オンリーではない分野に発展し，耳鼻咽喉科医の役割はどんどん低下し，小児 SDB 分野において主役ではなくなりつつある感は否めない．今までの小児 SDB 診療は，いびき・無呼吸を訴える小児のすべてが耳鼻咽喉科を受診し，鼻咽腔の診察を受け，大きさに応じてアデノイド切除・口蓋扁桃摘出術(adenotonsillectomy；AT)が施行され，退院後術創が落ちつけば終診となる．このような"いびき・無呼吸診療"は既に過去のものとなった感がある．

認知機能の問題

行動・認知機能の問題の影響は早期から出現し

* Suzuki Masaaki，〒290-0111 千葉県市原市姉崎 3426-3　帝京大学ちば総合医療センター耳鼻咽喉科，教授

てくる[1]．よってSDB症状に対する注意は0歳から必要であると主張されている．Cognitive composite scoreによる認知機能とSDB重症度との相関は認められていない[2]．ATは認知機能スコアに関して，選択的で小さいものの，経過観察(watchful waiting with supportive care；WWSC)と比較して有意な差があったと報告されている[3]．

顎顔面形態の問題

胎生期および初期乳児期(early infancy)において，適切な吸啜・哺乳，咀嚼・嚥下が行われることにより正常鼻呼吸が導かれる．これらの動作に適切でない状態が続くと，口呼吸が誘導され，上気道を支えている上下顎骨の骨構造の発達に支障をきたす．適切でない舌位も硬口蓋の発育に影響を与える．慢性的な口呼吸が根幹的な問題となり，小児の顎顔面形態の正常発育に影響を与える．口呼吸は鼻腔抵抗値を上げ，睡眠中の咽頭のつぶれやすさ(collapsibility)を上げ，顎顔面形態に変化をもたらし，硬口蓋を狭くする．これらの顎顔面形態の変化はSDBの発症に繋がる．

顎顔面形態成長において生下時から6歳あたりまでが重要であり，機能的にもメカニカルにも6歳までで固定すると考えられている[4]．小児SDBは顎顔面形態をもたらすと考えられていたが，SDBが出現してきた際には既に顎顔面形態の問題が生じており，SDB発症以前がより重要であるというのが最近の考え方となってきている[5,6]．

顎顔面形態と機能には複雑な相互関係があり，形態的には歯列，骨格上審美的に発現するが，その背景には何らかの機能的問題が存在する．したがって，口呼吸，SDBなど機能的問題に対して適正な診断と治療を行うことは，治療結果の安定にとって極めて重要である．

一方で，我々が日常遭遇している本邦におけるアデノイド・口蓋扁桃肥大の小児，または鼻閉が強い小児においても，顎顔面形態の問題がどれほど伴っているのかについては，検討が必要と思われる．

夜間検査について

SDBの早期における機能の問題(dysfunction)の最初の表示・兆候はフローリミテーション(flow limitation)であると考えられている[4]．終夜睡眠ポリグラフ(polysomnography；PSG)はフローリミテーションを含めた呼吸イベントの精度が最も信頼でき，なおかつ睡眠の質についての情報も得られるため，小児においても夜間検査のゴールドスタンダードであることには変わりはない．

在宅携帯型睡眠モニター／センター外睡眠検査(out of center sleep test；OCST)には①家族によるOCSTセンサ装着そのものが判定困難な生データに繋がっている(特に中枢性成分)，②低呼吸定義に脳波の要素が含まれる以上，OCSTにて出された低呼吸指数(HI)はPSGで算出したものとは同じにはなり得ない，という限界がある．小児においては携帯型モニターにて算出された呼吸障害指数(respiratory event index；REI)や酸素飽和度低下指数(oxygen desaturation index；ODI)のcut off値を上げたとしても，十分に高い特異度，陽性尤度比および陽性的中率は得られない．同じように，cut off値を下げたとしても，十分に高い感度，陰性的中率および十分に低い陰性尤度比は得られない．携帯型モニターのみで確定診断や除外診断を行うべきではない[7]．

軽症例SDBにおいては，口呼吸やフローリミテーションがあることが既に問題であり無呼吸低呼吸指数(AHI)の大小の問題ではないと，睡眠時無呼吸症候群(SAS)およびAHIを定義したGuilleminault博士自身が主張されている(personal communications)．であれば，小児においてはICSD-3にて定義されている閉塞性睡眠時無呼吸症(obstructive sleep apnea；OSA)診断基準[8](表1)も，あまり意味を成さなくなるのかもしれない．いずれにしてもPSG技師が出してくれるPSGレポートのAHI数値を見ているだけでは，正しい判断ができないということになる．

表1. 小児閉塞性無呼吸症　診断基準(ICSD-3)

基準AとBをどちらも満たす，もしくはC単独を満たす
A. 以下の最低1つ
   1. いびき
   2. 努力性，奇異あるいは閉塞性呼吸が小児の睡眠中に認められる
   3. 眠気，多動，行動の問題，あるいは学習の問題がある
B. PSGにて下記の1つ以上
   睡眠1時間あたり1以上の閉塞性，混合性無呼吸あるいは低呼吸
C. 小児低換気の定義（動脈血PCO_2，あるいは代替の値が，総睡眠時間の25%超において50 mmHgより高い）を満たし，かつ下記条件（閉塞性低呼吸）の何れか1つを満たす
   a. イベント中のいびき
   b. 吸気時に鼻圧あるいは気道陽圧呼吸（positive airway pressure：PAP）機器からの気流信号の平坦化が基準呼吸に比較して増加
   c. イベント前には認められない胸腹部奇異運動がイベント中に認められる

(文献8より)

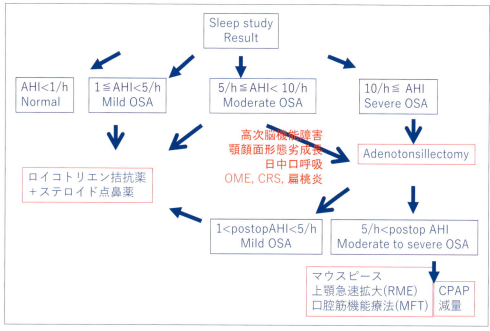

図1. 標準的小児OSA治療ストラテジー
ここでのAHIは重症度分類の"目安"であり，この数値だけでクリアカットに決まるわけではない

治療ストラテジー

図1に小児OSA治療ストラテジーの標準的な例を示す．著明な低酸素症を伴う重症OSAはATの第一選択となる．著明な低酸素症を伴うわけではない中等症未満では，臨床症状によって手術療法，もしくはロイコトリエン拮抗薬＋ステロイド点鼻薬による保存的治療（WWSC）にわかれる．中等症未満であっても認知機能低下および顎顔面形態劣成長は軽症SDBであっても低年齢から生じてくることを考慮し，早期からの積極的治療が望ましいとされている．保存的療法を選択した場合，十分な1年以上のフォローが必要である．自験例では保存療法となった例のうちの2割以上は，1年以内にATを受けている．なお，欧米および本邦にて5/h≦AHIがATの適応，1/h≦AHI≦5/hが手術療法，保存的治療にわかれる境界ゾーンとしているプロトコールも多い．

OSA患児の口蓋扁桃は炎症性疾患の患児の口蓋扁桃より$CysLT_1$および$_2$受容体の発現が顕著であることが*in vitro*研究により見いだされた[9)10)]．また，札幌医科大学耳鼻咽喉科のグループは，濾

胞ヘルパーT（Tfh）細胞分化により濾胞胚中心の過形成が生じ，それが口蓋扁桃肥大に繋がることが報告され，その際CysLT$_1$生成経路において役割を持つ5-リポキシゲナーゼ（Alox5）がこの濾胞ヘルパーT（Tfh）細胞分化を活性化していることが見いだされている[11]．扁桃肥大へのCysLT$_1$の関与が示唆された本邦からの貴重な基礎研究である．臨床データとしてはGoldbartらにより小児軽症OSAに対するランダム化比較試験（RCT）が行われ，抗CysLT$_1$薬（モンテカルカスト）により閉塞性無呼吸指数（OAI）およびアデノイドサイズが有意に減少したことが報告されている[12]．ステロイド点鼻薬についての *in vitro* 研究は，Kheirandish-Gozal Lらにより扁桃組織の増殖がコルチコステロイドにより抑制されることが証明されている[13]．ロイコトリエン拮抗薬＋ステロイド点鼻薬の併用療法による最新の臨床研究によると閉塞性AHIの減少は4.5/h±2.0⇒1.4/h±0.9であり，特に就学期前の非肥満児に有効であったと報告されている[14]．

矯正歯科的治療，CPAP療法について

矯正歯科的治療，CPAP療法については，現段階ではAT後のOSA残存例が適応となる．前述のように小児SDBと顎顔面形態との関連は重要であり，ゆえに矯正歯科的治療が発展してきている．もともと他の歯科的疾患に対して行われていた治療方法がSDBをターゲットとして応用されている．口腔内歯科装置（機能的顎矯正装置，oral appliance；OA）に関して，小児SDB治療法としての症例報告は積み上げられてきているものの，エビデンスとしてはまだ不十分である[15]．上顎急速拡大（rapid maxillary expansion；RME）は既に確立された歯科的手法にて，主に8歳以下の小児を対象として行われる．システマティックレビュー＆メタアナリシスによればRMEによりAHIは4.83/h減少し，最低酸素飽和度は5.78％上昇すると報告されている[16]．このRMEの詳細については他稿を参照されたい．10歳以上の発育した上下顎に対しては米国ではDOME（distraction osteogenesis maxillary expansion）[17]およびBAMP（bone-anchored maxillary protraction）などが試みられている．前者はスタンフォード大学の新しいOSA手術プロトコールに組み込まれている．後者は左右のみならず前後にも拡大させる技術となる．

現在，小児SDBに対する治療のトピックスとして，口腔筋機能療法（myofunctional therapy；MFT）が注目を集めている．MFTは筋を鍛えるのではなく，正しい筋の動きを身につけさせ，正しい鼻呼吸をさせるトレーニング方法である．小児MFTにおいてまだ十分なシステマティックレビューやメタアナリシスが可能なほどのデータが出ているわけではないものの，Guilleminaultら[18]はAHI 4.3/h⇒0.4/h，Leeら[19]はAHI 1.9/h⇒1.1/h，またVillaら[20]はAHI 5.9/h⇒3.6/hとMFTにより減少したと報告されている．なお，本邦での歯科診療点数として「小児口腔機能管理加算」が2018年度より加わり，口呼吸，扁桃肥大に関しては小児科，耳鼻科に紹介することが明記されている．歯科と耳鼻科との連携が，今後益々重要になってくると思われる．

小児SDBの治療ストラテジーにて問われるのは何が治療のゴールかということになる．治療のゴールはAHI＜1/hというより，いびき・口呼吸，あるいは眠気などの認知・行動の問題，さらには循環器系への影響，身体発育，夜尿など，SDBと関連する合併症・病態を改善・治癒させることにあると考える．ただひたすらAHI＜1/hを目指すわけではないことを認識すべきであろう．

小児SDBに対するCPAPおよび矯正歯科的治療の波は日本にもやってきている．耳鼻咽喉科医として注意しなければならないことは，小児の受診先によっては，鼻腔・咽頭の診察はなされず，治療として必ずしもATが第一選択として考慮されることなく，CPAP治療や矯正歯科的治療が先行して行われている可能性があるということである．少なくとも既に欧米においてこの傾向は見受

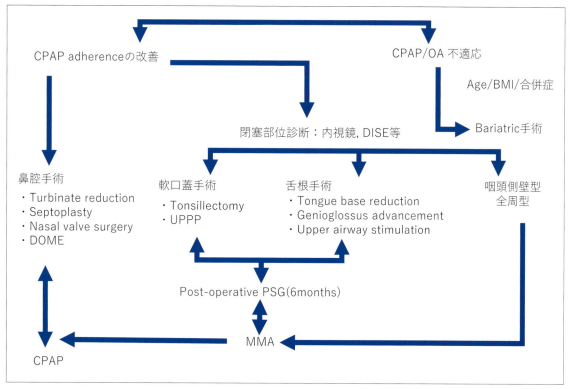

図 2. スタンフォード大学の新しい OSA 手術プロトコール（青年期以降）

けられる．CPAP は顎顔面形態の変形という副作用の問題が大きく，RME，OA および MFT などの矯正歯科的治療にしても治療効果には限界はあり，また新しい治療法である舌下神経刺激治療（hypoglossal nerve stimulation；HGNS）は小児神経疾患など適応がかなり限定されると考えられる．小児 SDB 診療はまず鼻咽腔の評価を行い，そのうえで鼻加療，またアデノイド・口蓋扁桃に対する治療をまず検討するという診療を基本としたい．

　青年期以降の OSA 手術プロトコールとして，軟部組織手術である phase 1 と，顎顔面骨手術である phase 2 との 2 段階手術がスタンフォード大学から 1990 年代に提唱された．現在，その発展型といえる新しいプロトコールがスタンフォード大学より提唱されている（図 2）．CPAP を優先治療とし，CPAP 困難者に関して鼻手術，もしくは病歴，咽頭所見，鼻咽腔内視鏡や睡眠下内視鏡（drug-induced sleep endoscopy；DISE）などによる閉塞診断に基づき軟口蓋手術や舌根手術を行う．咽頭側壁型，もしくは全周性の閉塞パターンであれば軟組織手術を経ずに上下顎前方移動術（maxillo-mandibular advancement；MMA）の適応を検討する．軟口蓋，舌根手術の半年後 PSG 評価を行い，必要に応じて MMA 手術を行う．MMA 施行例も PSG 再評価により必要があれば CPAP 療法を検討する．CPAP が完全に不適応となれば年齢，BMI，合併症を考え合わせて肥満外科手術（bariatric surgeries）の適応を検討する．

　鼻手術は OSA 治療というより CPAP サポートという位置づけとなっている．鼻手術の中に前述の DOME が組み込まれている点が注目される．鼻腔通気をよくさせるためには，上顎骨の左右径の拡大により鼻腔を拡げればよいという考え方がなされることがあるが，鼻科学的には鼻腔内評価に基づいた鼻腔内治療が優先されることは言うまでもなく，耳鼻科医として啓発していく必要がある．

アデノイド切除・口蓋扁桃摘出術（AT）について

　小児 OSA は軟部組織量の増大が最も一般的な病因であり，解剖学的バランスが寄与する（2〜6

歳児).RCT において合併症のない小児は AT にて 86% 治癒に至っており,第一選択治療として有効である[21].しかし,逆に 14% の小児は治癒に至らず,不反応ということになる.欧米ではここに論点が集中し,術後も OSA が残るのであれば AT は治療の第一選択ではないとの主張もみられる.一方で,AT により SDB に関連する合併症・病態を改善・治癒させるという多くのエビデンスが積み重なりつつある.

小児 OSA における AT による循環器系への影響に関するメタ解析によれば,肺動脈圧,右室拡張末期径,僧帽弁 A/N 比などの右心系のパラメータの有意な変化を認めた.一方で,左心系パラメータでは認めなかった[22].成人 OSA における CPAP/ASV(adaptive servo ventilation)の心血管イベントへの欧米でのコホート研究はことごとく否定的結果となっている.これに関しては大規模前向き研究における母集団の取り方などの研究プロトコールに関する問題点が指摘されており,大規模前向き研究の難しさを改めて認識させられてはいるが,成人および小児の循環器系を守るために OSA 治療を行うというコンセンサスを支持するさらなるエビデンスが今後求められる.身体発育に関するメタ解析によれば AT により身長,体重が増加し,さらには IGF(insulin-like growth factor-1)および IGFBP-3(IGF-binding protein 3)も有意に増加したと報告されている[23].夜尿症(enuresis)は小児 OSA の重要な合併症であり,31% に認められ,男女比は概ね 2:1 にて男児に多いとされている.レビュー論文によれば AT 後の夜尿症は 16% に減少すると報告されている[24].また,前述のように AT は WWSC と比較して認知機能スコアに関して小さい部分的な効果があった[3].AT にて FPI(fasting plsma insulin),HOMA-IR(homeostasis model assessment-IR),HDL(high density lipoprotein)および CRP が改善したとされる[25)26].さらには MCP-1,PAI-1,MMP-9,IL-18,IL-6,adropin,osteocrin などの血漿炎症性バイオマーカーの AT 前後の変化が報告されている[27].ただし,臨床的に全身慢性炎症の抑制に繋がっているかどうかについては今後の課題と思われる.

アデノイド切除術の単独施行について

アデノトミー単独の効果について,特に乳幼児におけるシステマティックレビュー&メタアナリシスが出されている[28].アデノトミー単独であれば最小限の侵襲であり副作用のリスクは減少し,口蓋扁桃肥大を伴わない乳児に対してアデノトミー単独手術は考慮すべきと思われる.その際,一部の乳児において後に口蓋扁桃摘出術の追加が必要になるかもしれないという前提となる.

2 歳未満児に対する注意

いびき,荒い鼻呼吸(noisy breathing),増加する夜間頻呼吸,口呼吸,乳幼児突発性危急事態の既往,発育遅滞などがあり,かつ夜間検査(PSG もしくは携帯型検査)の異常を伴う乳幼児,もしくは鼻閉,喉頭軟化症,症候性頭蓋骨早期癒合(craniosynostosis),口唇口蓋裂,神経筋疾患,下顎形成不全などの OSA のリスクファクターを併せ持つ 24 ヶ月未満乳幼児 OSA が積極的治療を要すると考えられている.

12 ヶ月未満児に対しても AT は有効である.しかし,合併症があれば効果は下がり,なおかつ術後小児 ICU ケアも必要になってくる.また,この年齢においては術後アデノイド再増殖が生じてくることも注意が必要となる[29].ただし,乳児・未熟児においては原発性の中枢性無呼吸(central sleep apnea;CSA)が出現し,ICSD-3 においても定義されていることに注意を要する[8].1 歳未満のみならず 24 ヶ月未満であっても CSA が多く認められ,特に基礎疾患を合併している場合,中枢性無呼吸の存在を十分想定する必要がある[30].詳細については他稿を参照されたい.携帯型夜間モニターだけで安直に OSA と考えて手術適応とするべきではない.

また,合併症(喘息,肥満,GERD,ダウン症候

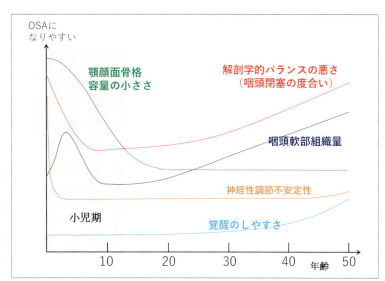

図 3.
SAS発症要因の成長に伴う変化（概念）
神経性調節：呼吸中枢および咽頭筋反応性の2つを包括
咽頭軟部組織：アデノイド，口蓋扁桃，舌根扁桃，咽頭側索を含めた容量

群，心疾患，未熟児出生，脳性麻痺）を持つケースや重症OSAの乳幼児（young children）は術後OSAが残存する可能性があることについてはガイドラインでも明記されており，注意が必要である[31)32)]．

Precision medicine

SASの発症は解剖学的，呼吸中枢不安定性，上気道筋反応性および覚醒反応閾値の4つの因子から成り立つ[33)]．これらの因子の相互作用によりSASの発症，重症度，表現型（閉塞性，中枢性，もしくはmixed breathing pattern），さらには治療効果が決定される．これら4つの因子の度合いは一様ではなく，年齢により異なり，また個々の症例により異なる．解剖学的要因のみでOSAが生じるわけではなく，その他の因子の関与が大きいフェノタイプも存在するためOSA手術適応を決める際注意を要する[34)]．例えば，先天性疾患を合併するような小児において低呼吸が認められた場合，睡眠の不安定性や呼吸中枢の不安定性により生じている可能性を考慮すべきで，この場合低換気になることにより$PaCO_2$が保たれ，中枢における呼吸調節（コントローラーゲイン）は安定し，呼吸を安定化させている．この際，手術療法は選択されるべきではないということになる．今後SASの発症因子の遺伝的解析が発展し，精密な診断方法に基づく患者のサブグループ分類，各々の患者に対する最適な治療の組み合わせおよび予防医療の提供を目指すprecision（personalized）medicineの概念はSAS領域にも適用されてくるであろう．

おわりに

SDBは耳鼻咽喉科の大切な1分野である．耳鼻咽喉科医の将来のためにも，小児SDBの診断・治療の敷居はすべての耳鼻咽喉科医にとって高くあるべきではない．と同時に鼻咽腔を正しく評価し，鼻咽腔を治療するという耳鼻咽喉科的診療の重要性を他診療科に理解して頂く必要がある．一方で，SDB分野は学際的であり，他診療科と交流を図り，考え方・知識を吸収してレベルアップを図っていく必要がある．各々の診療科内にてSDB医療を完結させるのは適切ではなく，また高度な手術技術が必ずしも"高い医療水準"を示すという分野ではない．学際的な見地のもと「正しい評価・診断を行い，適切な治療に導く」という姿勢を基本とし，連携のうえでのエビデンスを積み上げていくことが最も大切である．

文献

1) Bonuck K, Freeman K, Chervin RD, et al：Seep-disorderd breathing in a population-based cohort：Behavioral outcomes at 4 and 7 years. Pediatrics, **129**：e857-e865, 2012.
2) Bandyopadhyay A, Harmon H, Slaven JE, et al：Neurodevelopmental outcomes at two years of age for premature infants diagnosed

with neonatal obstructive sleep apnea. J Clin Sleep Med, **13**：1311-1317, 2017.
3) Taylor HG, Bowen SR, Beebe DW, et al：Cognitive effects of adenotonsillectomy for obstructive sleep apnea. Pediatrics, **138**：e20154458, 2017.
4) Guilleminault C, Huang YS：From oral facial dysfunction to dysmorphism and the onset of pediatric OSA. Sleep Med Rev, **40**：203-204, 2018.
5) Kikuchi M：Orthodontic treatment in children to prevent sleep-disordered breathing in adulthood. Sleep Breath, **9**：146-158, 2005.
Summary 故菊池哲先生が小児SDBの顎顔面形態発育に対する影響を論じられた先駆的論文.
6) Katyal V, Pamula Y, Martin AJ, et al：Craniofacial and upper airway morphology in pediatric sleep-disordered breathing：Systematic review and meta-analysis. Am J Orthod Dentofacial Orthop, **143**：20-30, 2013.
7) Suzuki M, Furukawa T, Sugimoto A, et al：Comparison of diagnostic reliability of out of center sleep tests for obstructive sleep apnea between adults and children. Int J Pediatr Otorhinolaryngol, **94**：54-58, 2017.
Summary 確定診断や除外診断におけるセンター外睡眠検査の信頼性を成人と小児において比較検討した.
8) The International Classification of Sleep Disorders, 3rd ed. Westchester：American Academy of Sleep Medicine, 2014.
9) Goldbart AD, Goldman JL, Li RC, et al：Differenctial expression of cysteinyl leukotriene receptors 1 and 2 in tonsils of children with obstructive sleep apnea syndrome or recurrent infection. Chest, **126**：13-18, 2004.
10) Goldbart AD, Goldman JL, Veling MC, et al：Leukotriene modifier therapy for mild sleep-disordered breathing in children. Am J Respir Crit Care Med, **172**：364-370, 2005.
11) Nagashima T, Ichimiya S, Kikuchi T, et al：Arachidonate 5-lipoxygenase establishes adaptive humoral immunity by controlling primary B cell and their cognate T-cell help. Am J Pathol, **178**：222-232, 2011.
12) Goldbart AD, Greenberg-dotan S, Tal A：Montelukast for children with obstructive sleep apnea：a double-blind, placebo-controlled study. Pediatrics, **130**：e575-580, 2012.
13) Kheirandish-Gozal L, Serpero LD, Dayyat E, et al：Corticosteroids suppress in vitro tonsillar proliferation in children with obstructive sleep apnoea. Eur Respir J, **33**：1077-1084, 2009.
14) Kheirandish-Gozal L, Bhattacharjee R, Bandla HPR, et al：Antiinflammatory therapy outcomes for mild OSA in children. Chest, **146**：88-95, 2014.
15) Carvalho FR, Lentini-Oliveira DA, Prado LB, et al：Oral appliances and functional orthopaedic appliances for obstructive sleep apnoea in children. Cochrane Database Sys Rev Oct 5；10：CD00520, 2016.
16) Camacho M, Chang ET, Song SA, et al：Rapid maxillary expansion for pediatric obstructive sleep apnea：A systematic review and meta-analysis. Laryngoscope, **127**：1712-1719, 2017.
17) Liu SY, Guilleminault C, Hon LK, et al：Distraction osteogenesis maxillary expansion for adult obstructive sleep apnea patients with high arched palate. Otolaryngol Head Neck Surg, **157**：345-348, 2017.
18) Guilleminault C, Huang YS, Monteyrol PJ, et al：Critical role of myofascial reeducation in pediatric sleep-disordered breathing. Sleep Med, **14**：518-525, 2013.
19) Lee SY, Guilleminault C, Chiu HY, et al：Mouth breathing, "nasal disuse", and pediatric sleep-disordered breathing. Sleep Breath, **19**：1257-1264, 2015.
20) Villa MP, Evangelisti M, Martella S, et al：Can myofunctional therapy increase tongue tone and reduce symptoms in children with sleep-disordered breathing? Sleep Med, **21**：1025-1032, 2017.
21) Marcus C, Moore R, Rosen C, et al：A randomized trial of adenotonsillectomy for childhood sleep apnea. N Engl J Med, **368**(25)：2366-2376, 2013.
22) Ehsan Z, Ishman SL, Kimball TR, et al：Longitudianal cardiovascular outcomes of sleep disordered breathing in children：A meta-analysis and systemic review. Sleep, **40**：doi：10.1093/sleep/zsx015, 2017.
23) Bonuck KA, Freeman K, Henderson J：Growth and growth biomarker changes after adeno-

tonsillectomy : systematic review and meta-analysis. Arch Dis Child, **94** : 83-91, 2009.
24) Jeyakumar A, Rahman SI, Armbrecht ES, et al : The association between sleep-disordered breathing and enuresis in children. Laryngoscope, **122** : 1873-1877, 2012.
25) Koren D, Gozal D, Bhattacharjee R, et al : Impact of adenotonsillectomy on insulin resistance and lipoprotein profile in nonobese and obese children. Chest, **149** : 999-1010, 2016.
26) Ingram DG, Matthews C : Effect of adenotonsillectomy on c-reactive protein levels in children with obstructive sleep apnea : A meta-analysis. Sleep Med, **14** : 172-176, 2013.
27) Kheirandish-Gozal L, Gileles-Hillel A, Alonso-Álvarez ML, et al : Effects of adenotonsillectomy on plasma inflammatory biomarkers in obese children with obstructive sleep apnea : A community-based study. Int J Obes, **39** : 1094-1100, 2015.
28) Reckley L, Song S, Chang E, et al : Adenoidectomy can improve obstructive sleep apnoea in young children : systematic review and meta-analysis. J Laryngol Otol, **130** : 990-994, 2016.
29) Cheng J, Elden L : Outcomes in children under 12 months of age undergoing adenotonsillectomy for sleep-disordered breathing. Laryngoscope, **123** : 2281-2284, 2013.
30) Perez IA, Keens TG, Ward SLD : Central hypoventilation syndrome. In Sleep Disordered breathing in children. Kheirandish-Gozal L, Gozal D ed. Humana Press, New York ; 2012 : 391-407.
 Summary Gozal教授夫妻監修の小児SDBのバイブル的存在のテキスト.
31) Marcus CL, Brooks LJ, Draper KA, et al : Diagnosis and management of childhood obstructive sleep apnea syndrome. Pediatrics, **130** : e714-755, 2012.
32) Nath A, Emanji J, Suskind DL, et al : Predictors of persistent sleep apnea after surgery in children younger than 3 years. JAMA Otolaryngol Head Neck Surg, **139** : 1002-1008, 2013.
33) Wellman A, Eckert DJ, Jordan AS, et al : A method for measuring and modeling the physiological traits causing OSA. J Appl Physiol, **110** : 1627-1637, 2011.
34) Suzuki M, Ogawa H, Okabe S, et al : The effect of upper airway structural changes on central chemosensitivity in obstructive sleep apnea hypopnea. Sleep Breath, **8** : 73-83, 2004.
 Summary 呼吸中枢換気応答は，他因子を一致させた場合，UPPP/tonsillectomyの有効性を説明する因子であることを報告した．

好評書籍

今さら聞けない！

小児の みみ・はな・のど診療 Q&A

耳鼻咽喉科・小児科・内科でも大好評!!

子どもを診る現場で必携！

編集
加我君孝（国際医療福祉大学言語聴覚センター長）
山中　昇（和歌山県立医科大学　教授）

子どもの「みみ・はな・のど」を、あらゆる角度から取り上げた必読書！
臨床・研究の現場ならではの「今さら聞けない」129の疑問に、最新の視点からQ&A形式で答えます。

Ⅰ，Ⅱ巻とも
B5判　252頁　定価（本体価格5,800円＋税）
2015年4月発行

Ⅰ巻

A．一般
エビデンス、メタアナリシス、システマティックレビュー、ガイドラインの違いがよくわかりません／エビデンスのない診療はしてはダメですか？　ほか
B．耳一般
子どもの耳のCTの被曝量は許容範囲のものですか？何回ぐらい撮ると危険ですか？ MRIには危険はないのですか？／小耳症はどう扱えば良いですか？　ほか
C．聴覚
新生児聴覚スクリーニングとは何ですか？／精密聴力検査とは何ですか？／聴性脳幹反応（ABR）が無反応の場合の難聴は重いのですか？　ほか
D．人工内耳・補聴器
幼児の補聴器はどのようにすれば使ってもらえますか？／幼小児の人工内耳でことばも音楽も獲得されますか？　ほか
E．中耳炎
耳痛と発熱があったら急性中耳炎と診断して良いですか？／急性中耳炎と滲出性中耳炎の違いは何ですか？／鼻すすりは中耳炎を起こしやすくしますか？／急性中耳炎はほとんどがウイルス性ですか？／急性中耳炎の細菌検査で，鼻から採取した検体は有用ですか？　ほか

Ⅱ巻

F．鼻副鼻腔炎・嗅覚
鼻出血はどのようにして止めたら良いですか？／鼻アレルギーと喘息との関連を教えて下さい．ARIAとは何ですか？／副鼻腔は何歳頃からできるのですか？　ほか
G．咽頭・扁桃炎
扁桃は役に立っているのですか？／扁桃肥大は病気ですか？　ほか
H．音声・言語
"さかな"を"たかな"や，"さしすせそ"を"たちつてと"と発音するなど，さ行を正しく言えない場合はどのように対応すべきですか？　ほか
I．めまい
子どもにもメニエール病やBPPVはありますか？／先天性の三半規管の機能低下で運動発達は遅れますか？　ほか
J．いびき・睡眠時無呼吸・呼吸・気道
睡眠時無呼吸症候群は扁桃やアデノイドを手術で摘出すると改善しますか？　ほか
K．感染症
子どもの鼻には生まれつき細菌がいるのですか？／抗菌薬治療を行うと鼻の常在菌は変化するのですか？／耳や鼻からの細菌検査はどのようにしたら良いですか？　ほか
L．心理
学習障害はどのような場合に診断しますか？　ほか

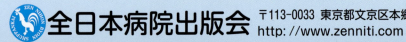

全日本病院出版会
〒113-0033 東京都文京区本郷3-16-4　Tel：03-5689-5989
http://www.zenniti.com　Fax：03-5689-8030

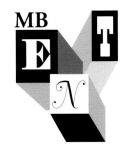

◆特集・子どもの睡眠・呼吸障害──病態・合併症・治療──

乳幼児における呼吸調節

小保内俊雅*

Abstract 呼吸調節をはじめとする自律神経調節機構は，受精卵ができてからの時間経過に従って規則的に発達している．そして，満期で出生した児でも，呼吸調節は成人の段階に達してはいない．さらに，近年新生児医療が著しく発達した結果，今までみることのなかった子宮内の状態まで目の当たりにすることができ，生理学的に検証をすることが可能になった．病理学的検査とともに，これらの情報から早産児からの呼吸調節機構が明らかになりつつあるが，未知の部分も少なくない．本稿では臨床，生理学的検査と病理学検査の結果を総合的にみながら，早産児から乳幼児の呼吸調節の発達とその異状に関して概観する．

Key words 睡眠時無呼吸(sleep apnea)，化学受容体(chemoreceptor)，早産児(preterm infant)，新生児(neonate)，乳幼児(infant)

はじめに

受精卵が形成されてからの時間経過に従って，中枢神経はほぼ規則的な段階を経て発達してくる．自律神経調節も同様である．満期産時には未だ脳幹神経核群を中心とした調整が主として機能している．つまり最上位の自律神経中枢である間脳からの調節までに達していない．これが乳幼児期の極短期間に成人レベルにまで，ダイナミックに発達する．乳児早期の睡眠時呼吸様式は成人のそれとは全く異なる様相を呈している．また，近年新生児医療の発達により，今までみることのなかった幼弱な呼吸調節を目の当たりにすることとなった．本稿では，呼吸調節機構の発達変化とそれに伴う呼吸様式の変化を経時的に概観する．

呼吸は自律神経調節ではあるが，大脳皮質の関与が認められる数少ない機構である．このため，覚醒時の呼吸調節は個体や状況により多様である．したがって，呼吸調節の発達変化は，睡眠時の呼吸様式を観察することでしか知ることができない．睡眠も呼吸同様に自律神経調節に拠っており，これもダイナミックに発達変化を遂げている．成人では睡眠はREM睡眠とnon REM(NREM)睡眠に分類されるが，新生児から乳児早期では動睡眠(active sleep)と静睡眠(quiet sleep)に分類される．呼吸調節の発達をみるときに睡眠の発達と並行して記述するべきである．混乱を避けるため様相が類似していることから，動睡眠はREM睡眠と，静睡眠はNREM睡眠と表記することとする．

睡眠相による呼吸様式の相違

睡眠はREM睡眠とNREM睡眠から構成されており，それぞれの睡眠相によって呼吸様式は著しく異なっている．

NREM睡眠では呼吸回数は減り，呼吸リズムも単調になる．呼吸リズムの変化は呼吸調節を司る活性化した神経細胞の数も減少し，神経細胞の活性レベルも低下するためとされている[1]．また，上気道を構成する筋群の緊張が低下するため，上

---

* Obonai Toshimasa, 〒189-8511 東京都東村山市青葉町 1-7-1 公益財団法人東京都保健医療公社多摩北部医療センター小児科，部長

気道抵抗は亢進する．これ以外の重要な変化は，二酸化炭素濃度の変化に対する反応が減弱する，酸素濃度レベルの低下に対する反応が減弱する，さらに気道閉塞に対する換気応答も減弱する．

REM睡眠では換気流量の低下と吸気時間の短縮の相互作用によって一回換気量が減少する．骨格筋の緊張が消失するため，肋間筋が呼吸に関与しない．上気道の筋群の緊張は極端に低下し，さらに，喉頭筋および横隔膜の気道閉塞に対する反応が不規則である．これは，呼吸調節にかかわる異なる神経核から拮抗する刺激が出されるため，呼吸パターンは複雑で不規則なものになる．このため，REM睡眠期には，無呼吸や多呼吸など多様な呼吸が出現する[2]．

睡眠中の呼吸異常

睡眠中の呼吸異常に無呼吸があるが，なかには生理的無呼吸もある．無呼吸が20秒以上持続する場合，20秒以下であってもチアノーゼや徐脈，筋緊張低下，突発的な顔面蒼白などの症状を伴う無呼吸を病的無呼吸とする．無呼吸には閉塞性無呼吸（OA），中枢性無呼吸（CA），混合性無呼吸（MA）と周期性呼吸（PB）がある．

閉塞性無呼吸とは，呼吸運動は持続しているが何らかの原因で呼吸性の気流が停止している状態である．上気道の閉塞が原因で惹起されるもので，解剖学的構造異常や感染に伴う過剰な気道分泌物などが背景となる．解剖学的異常がなくとも，気道を通る空気の流量と流速，呼吸のタイミング，横隔膜やその他の呼吸筋群の緊張など，多様な因子の平衡が破綻することによって惹起される．とくに横隔膜の過剰運動が起こると，気道内腔を維持する筋群が胸腔の陰圧によって引き込まれることによって閉塞が起こる．

中枢性無呼吸は呼吸運動が停止し，その結果，呼吸性の気道が停止する状態である．呼吸中枢の未熟性や異常が原因として考えられる．肥満や高度の肺傷害によって肺容量が低下した場合，軽度の上気道の狭窄が誘因となることもある．CAは6ヶ月以下の乳児では通常みられるが，15秒以上持続し高炭酸ガス血症や低酸素血症を伴う場合，また，高頻度に出現する場合は異常である．

混合性無呼吸は，無呼吸の開始と終了の無呼吸のパターンが異なるもので，通常はCAで始まり，終末はOAのパターンを呈する．MAの最中は横隔膜のみならず上気道の内腔を維持する筋群の活動も停止している．このためCAのパターンで始まった無呼吸の最中に上気道の内腔が維持できず，横隔膜の呼吸運動が開始されたにもかかわらず，閉塞のパターンとして無呼吸が遷延すると考えられる．

周期性呼吸は3秒以上の極短い呼吸停止が正常な呼吸の間に周期的に出現する呼吸パターンである．PBは新生児に認められる呼吸様式で，とくに早期産児では在胎28週以前に出生した児ではほとんどの児で認められる．PBはすべての睡眠相で認められるが，全睡眠時間の5％以上にわたって出現する場合は異常とみなされる．早産児のPBは在胎37週頃までには満期産児と同じ程度の出現頻度になる．満期産児ではPBはREM睡眠期に認められ，生後3～4ヶ月で認められなくなる．この時期を過ぎて認められる場合は，心血管系か中枢神経の異常が原因であることがある[3]．

早産児のBPは高酸素濃度の環境下に置くことで改善する．また，貧血によってこれらの異常呼吸パターンの出現が増悪し，貧血を改善すると解消する．

睡眠時の上気道閉塞機序

早産児や新生児の主たる無呼吸はCAと考えられているが，すべてのタイプの無呼吸が病的無呼吸として出現し，出現頻度は上気道閉塞の程度に関連している[4]．

吸気時に咽頭を拡張させる筋群は，横隔膜の吸気性運動が開始される前にすでに収縮している．しかし，この横隔膜の呼吸運動開始前に咽頭を拡張させる筋群の収縮が起こらないと，横隔膜の運動によってもたらされる陰圧によって咽頭が閉鎖

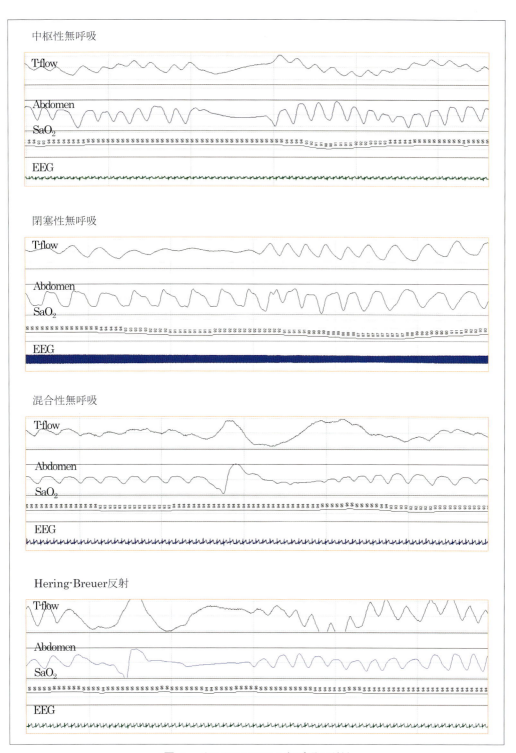

図 1. ポリグラフでみる無呼吸の所見

中枢性無呼吸：呼吸運動と気流が同時に呈している．この時期は腹式呼吸が中心であり，体幹が小さいため呼吸運動は腹部センサーのみ使用している
閉塞性無呼吸：呼吸運動が維持されているにもかかわらず，気流が停止している．酸素飽和度の低下を認めている
混合性無呼吸：Hering-Breuer 反射の後，中枢性無呼吸が出現している．その後，呼吸運動は再開しているが，気流は認めない
Hering-Breuer 反射：大きなため息の後，中枢性無呼吸が出現している．これは伸展受容器による呼吸調節を反映している

する[5]．CAに伴う機序としては，上喉頭神経の刺激が途絶えるため，上喉頭神経に支配された咽頭筋群が適切なタイミングで収縮しないためと考えられている．咽頭拡張筋群の収縮が不適切なタイミングで起こることと，喉頭を形成する筋群の睡眠に伴う低緊張が連動して上気道の閉塞を惹起する．REM睡眠時は筋緊張が顕著に低下するため，咽頭は容易に閉塞する．

早産児の睡眠時無呼吸

　早産児の呼吸調整の特徴は，未熟性な呼吸中枢が代償するために肺の伸展受容器を介して調整されている．一回換気量の空気が肺に吸入されると，気管支平滑筋にある伸展受容器が興奮し，迷走神経を介して延髄背側にある吸息ニューロンを抑制するニューロンを興奮させる．その結果，吸気筋群の弛緩が起こり，呼気が起こる．この反射をHering-Breuer反射（HB）といい，吸気時間を延長せずに吸気流と一回換気量を増加させる機能を備えている．早産児の場合，浅呼吸の代償に深呼吸をするとこの反射が作用して無呼吸が続発する．

　特徴の第二は化学受容器に対する反応が未熟であることが挙げられる．体内には呼吸状態を監視している中枢化学受容器（CCr）と末梢化学受容器（PCr）があり，CCrは脳幹の延髄腹側に存在し，体内の炭酸ガスの濃度によるpHの変化を感知している．PCrは頸動脈小体と大動脈小体で，動脈血中のPO_2，PCO_2およびpHの変化を感知している．CCrの機能は胎齢が進むと発達し，満期ごろに成人と同じレベルにまで発達する．CCrは低酸素状態ではさらにその感受性が低下することが知られている．

　低呼吸に伴う低酸素や高炭酸ガス血症に陥ると，深呼吸や一過性に多呼吸が出現し代償する．これがPCrによる反射であるが，それに続発して無呼吸が出現することがある．これはPCrが代償性呼吸によってもたらされた状態の僅かな変化に反応し，その作用が中断することを示唆している．

また，100%酸素を投与されると，しばしば無呼吸を呈することがある．これはPCrは通常の環境下以外では持続的に作用しないことを示唆している．

　神経組織の発達変化を在胎26週，36週，41週と経時的な変化を発達神経病理学的に観察してみると，この間に発達が進んでいることがわかる（図2-a）．これら週数の延髄網様体腹外側浅在野（area reticularis superficialis ventrolateralis；ARSVL）をヘマトキシリン・エオジン（hematoxyline-eosin；HE）染色で観察する．ARSVLは交感神経刺激に関与する神経核で，無呼吸からの防御反射に関与するとされている．HE染色の所見では，26〜41週にかけて神経細胞の胞体容量は著明に増加し，36週では確認できないNissl小体も41週では確認することができる．髄鞘化の観察はHEでは困難であるが，26週ではほとんど認められない髄鞘化が36週ではかなり進行し，41週では成人とほぼ同程度に達している．

　機能分化を調べる目的で，カテコラミン（catecholamine）合成の律速酵素であるチロシンヒドロキシラーゼ（tyrosine hydroxylase；TH）に対する抗体を用いて，免疫組織化学の方法を用いてARSVLを観察した（図2-b）．26週では神経細胞の胞体にTH陽性が確認できる細胞が認められており，機能分化が始まったことがわかる．36週ではほとんどの細胞で陽性となり，一部は軸索にも陽性所見があり分化はほぼ完成したと考えられる．41週では胞体での陽性所見は減少し，軸索およびシナプス端末へと陽性の局在が移動している．これは，神経伝達物質の合成がシナプス端末に移動することで神経伝達の迅速化と効率化を獲得したことを示唆している．

　無呼吸の出現には中枢神経の発達途上であることが一因であるが，呼吸関連筋群の未熟性も要因として挙げられる．とくに胸壁の筋肉は脆弱で一回換気量を維持するための仕事量が過剰な負担となる．このため筋肉の疲弊が原因として無呼吸が生じる[6]．

　このように中枢の未熟性を背景にして無呼吸が

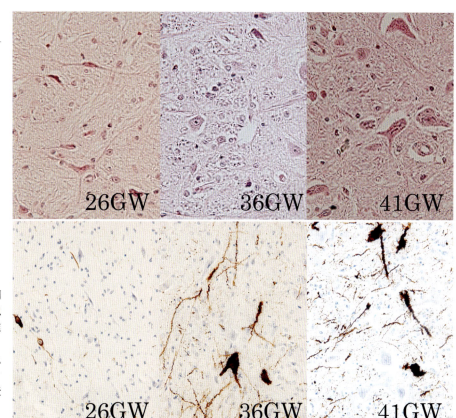

図 2.
延髄呼吸中枢神経核である網様体腹外側浅在野の神経細胞の形態学的および機能的発達変化
a は hematoxylin-eosin 染色を，b は抗チロシンハイドロキシラーゼ抗体を用いた免疫組織化学（×200）

惹起されるため，早産児の無呼吸の 90％ が CA もしくは MA であると報告されている[7]．

新生児期の睡眠時無呼吸

新生児期には睡眠時無呼吸症候群（SAS）はよく認められる症状であるが，蘇生を必要とするほどの無呼吸は稀である．新生児期の SAS は子宮外環境への適応不全が原因となることが他の時期の無呼吸とは異なる点である．出生直後から認められる無呼吸として，肺胞液の消退遅延が原因となる無呼吸がある．胎児期は肺を成長させるために，肺胞液で肺を膨張させている．陣痛発来から分娩にかけて肺胞液は吸収されて肺内から消退するが，何らかの原因によって消退が遅延することがある．肺胞液が残存することで肺のコンプライアンスが低下し機能的残気量が維持できなくなる．このため，呼吸回数が増加するなどの呼吸努力が負担となり，疲弊から無呼吸が生じる．

新生児期の SAS の 60％ は原因不明とされているが[8]，近年の画像診断技術の進歩により，軽微なくも膜下出血や低酸素ストレスなど中枢神経障害が最大の原因であることが明らかになった．これら中枢神経障害の無呼吸の特徴は，NREM 睡眠期に CA や MA が出現することである．静睡眠期の呼吸リズムが安定すると臨床的に無呼吸は改善する[9]．

乳児早期の睡眠時無呼吸

乳児早期には扁桃腺やアデノイド腫大に伴う OA はほとんど認めない．この時期の SAS に伴う疾患で重要なのは乳幼児突然死症候群（SIDS）である．SIDS の発症機序は未だ明らかにされていないが，疫学的研究によって危険因子は様々に明らかにされている．中でもうつ伏せに寝かせることが危険と指摘され，あおむけ寝キャンペーン（BSC）が世界各国で実施されると SIDS の発生率が顕著に低下したことが知られている．我が国でも 1996 年に BSC が実施されると，その 2 年後に前年に比べ 28％ の減少を示した．その後も順調に減少を示し 1995 年には出生 1,000 に対して 0.44

であったが，2010年には0.13まで減少している．この16年間の減少率は70.8%と驚異的に減少したが，2007年以降の発生率は横ばいである[10]．

SIDSの発症機序は未だ不明であるが，SASに伴う低酸素に対する覚醒反射の異常とする仮説が有力である．SIDSの発生は生後2～4ヶ月がピークであり，その後減少している．生理的なSASが減少する時期と同期していることもこの仮説を支持する要因である．呼吸調節が未熟な児に，感染に伴う内環境の変化もしくは温度や天候など外環境の変化が負荷されると，容易に呼吸調節とその異常に対する防御反射が遅延し突然死に陥るとする考えである[12]．覚醒反射に関与する神経核群として，脳幹のセロトニン作動系神経とカテコラミン作動系神経が考えられているが，これら神経の障害や発達遅滞が指摘されている[11)12]．また，SIDS症例では対照群に比較して脳幹のグリオーシスを呈する症例が多いこと，神経組織に形態学的な軽微な異状を伴うことが多いことなどから，出生前に何らかのストレスを被ったことによる神経調節の軽微な異常が素因であると推定されている．

乳児期から幼児早期の睡眠時無呼吸

SASの様相は新生時期および乳児早期とは全く様相が異なり，OAが無呼吸の主要症状となる．この時期のSAS症例の夜間の主要症状はいびきと陥没呼吸などの努力性呼吸，寝汗や中途覚醒である．中途覚醒は時に異常行動や夜泣きなどを伴うため，SASではなく夜恐症などと誤解されることがある．いびきがひどい場合でも無呼吸には気づかれず，昼間の症状で来院する症例も少なくない．昼にみられる症状は起床時の不機嫌や頭痛，昼の眠気や居眠り，嚥下困難や繰り返す上気道感染のような身体症状から，集中力低下や落ち着きがないとか切れやすいといった行動異常や，学習障害や記憶力が悪いなどの知的な異状まで多岐にわたっている[13]．これが乳児期に発症した場合は哺乳不良から体重増加不良をきたすこともある．

また，肺胞低換気が原因で低酸素血症が持続し，結果として肺血管抵抗が増大し右心不全を惹起することがある．成人のSAS症例が肥満体に発症するのとは異なり，乳幼児では痩せている症例が多い．これは呼吸努力により過剰にエネルギーを消費するためと，分断睡眠が原因し成長ホルモンの分泌不全が惹起されているためではないかと考えられている．

SASの原因は，アレルギー性鼻炎や腹部鼻腔炎など炎症に伴う鼻閉，またはアデノイドや扁桃などの肥大に伴う上気道の狭窄である．扁桃は1歳過ぎから発達しリンパ濾胞の数的増加が認められる．それに伴い内生理的に腫大し，4～6歳で気道に占める割合が最大となる．学童期後半には次第に退縮する．小顎を呈するGoldenhar症候群やPierre Robin症候群では舌や咽頭の位置異常に伴う上気道の狭窄が原因となる．さらに頭蓋顔面骨形成異常と伴うDown症候群，Apert症候群，Crouzon病などでは鼻咽腔の狭窄がSASの原因となる．

このように幼児期後半はOAがSASの主要原因であるが，脳波異常に伴うCAを呈する症例をみることがある．けいれんなどの症状はなく，いびきなど睡眠時のOSAS症状を呈さないにもかかわらず，昼の眠気や頭痛などの症状で気が付かれる．ポリグラフ検査をすると脳波異常とCAの出現を認める．無呼吸は必ずしも脳波異常に同期して出現するわけではないが，抗けいれん薬の内服で昼間の症状も無呼吸も改善することから，脳波異常が発生するメカニズムが，CA出現に関与していると推測される．

おわりに

乳幼児の無呼吸はSIDSなど直接生命を脅かすところが成人とは異なるところである．また，幼児期の無呼吸は成長や発達に影響し，成人期の社会的ステータスにも影響することが知られている．しかし，無呼吸に関する知識が行きわたっていないため，発達障害などと誤解されている症例も

少なくない．昼の様子の異常を訴える症例を診察する際には，いびきや中途覚醒など睡眠の異常に関して問診し，適切に対応することが肝要である．

引用文献

1) Orem J, Osorio I, Brooks E, et al : Activity of respiratory neurons during NREM sleep. J Neurophysiol, **54** : 1144-1156, 1985.
2) Sullivan CE, Murphy E, Kozar LF, et al : Ventilatory responses to CO2 and lung inflation in tonic versus phasic REM sleep. J Appl Physiol, **47** : 1304-1310, 1979.
3) Edelman NH, Santiago TV : Breathing Disorder of Sleep : 57-80, New York, Churchill Livingstone, 1986.
4) Dransfield DE, Spitzer AR, Fox WW : Episodic Airway obstruction in Premature Infant. Am J Dis Child, **137** : 441-443, 1983.
5) Mathew OP : Maintenance of Upper Airway Patency. J Pediatrics, **106** : 863-869, 1985.
6) Muller N, Volgyesi G, Bryan MH, et al : The Consequences of diaphragmatic muscle fatigue in the newborn infant. J Pediatr, **95** : 793-797, 1979.
7) Martin RJ, Miller MJ, Carlo WA : Pathogenesis of Apnea in Preterm Infant. J Pediatr, **109** : 733-741, 1986.
8) Rodríguez-Alarcón J, Melchor JC, Linares A, et al : Early neonatal sudden death or near death syndrome. An epidemiological study of 29 cases. Acta Paediatr, **83** : 704-708, 1994.
9) Obonai T, Kusuda S, Nishida H : Aspect of Neonatal Apnea. J Perinatal Med, suppl : 55-59, 2007.
10) 小保内俊雅, 五島弘樹, 仁志田博司：我が国における乳幼児突然死症候群発生率の変遷. 日児誌, **8** : 1344-1348, 2017.
11) Obonai T, Yasuhara M, Nakamura T, et al : Catecholamine neurons alteration in the brainstem of sudden infant death syndrome victims. Pediatrics, **101** : 285-288, 1998.
   Summary　SIDS症例の延髄ではカテコラミン神経の機能低下が確認された．これはグリーオシスを伴っていることから，発症前になんらかのストレスに曝されていた可能性が推察された．
12) Nattie E, Kinny H : Nicotin, serotoni, and sudden infant death syndrome. Am J Respir Crit Care Med, **166** : 1530, 2002.
13) Kheirandish L, Gozal D : Neurocognitive dysfunction in child sleep disorder. Dev Sci, **9** : 388-399, 2006.

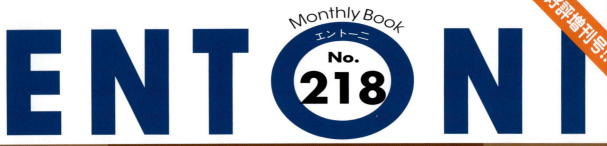

Monthly Book ENTONI No.218

2018年4月増刊号

耳鼻咽喉科における新生児・乳幼児・小児への投薬 —update—

■編集企画　守本倫子（国立成育医療センター医長）
198頁，定価（本体価格5,400円＋税）

多くの小児患者を診るエキスパートの執筆陣が，実際の臨床で遭遇する小児患者への対応，小児特有の耳鼻咽喉科疾患に対する薬物治療の最新知識などをわかりやすく解説!!

☆ CONTENTS ☆

Ⅰ．小児用の薬物の取り扱い
　子どもへの薬の上手な飲ませ方……………西海　真理
　薬剤剤形（シロップ，ドライシロップなど）の取り扱い
　　……………………………………………山尾　晶子ほか
　小児の検査で使用する鎮静方法……………遠山　悟史

Ⅱ．症状から処方する薬物
　透明の鼻水が止まらない……………………増田佐和子
　鼻がつまっていつも口を開けている………兵　　行義ほか
　黄色い鼻水と咳がでる………………………森　　恵莉
　下痢や便秘……………………………………清水　泰岳
　湿疹，皮膚の発赤……………………………野崎　　誠
　鼻出血…………………………………………井上　真規ほか
　嘔吐，摂食嚥下障害…………………………益田　　慎ほか

Ⅲ．耳鼻咽喉科疾患に対する薬物療法
　急性中耳炎……………………………………工　　　穣
　滲出性中耳炎…………………………………伊藤　真人
　慢性中耳炎……………………………………松澤　真吾ほか
　外耳道炎………………………………………有本友季子
　めまい（小児）薬物治療……………………五島　史行
　顔面神経麻痺…………………………………馬場信太郎

　急性難聴………………………………………藤岡　正人
　化膿性耳下腺炎・流行性耳下腺炎…………樫尾　明憲
　ガマ腫・唾石症………………………………鈴木　貴博ほか
　口内炎…………………………………………橋本亜矢子ほか
　急性咽頭炎・周期性発熱症候群（PEAPA症候群）
　　……………………………………………原　　真理子
　急性喉頭炎・急性喉頭蓋炎…………………大村　和弘
　急性咽頭扁桃炎，伝染性単核球症，扁桃周囲膿瘍
　　……………………………………………木下　典子
　頸部リンパ節炎，深頸部感染症，咽後膿瘍
　　……………………………………………大原　卓哉
　亜急性甲状腺炎………………………………小森　　学

Ⅳ．合併症のある子に対する投薬
　抗てんかん薬を内服している場合…………寺嶋　　宙
　原発性免疫不全症や移植後の免疫抑制薬服用中の
　　小児に対する投薬………………………河合　利尚

Ⅴ．他科と共同でみていく疾患
　血管腫…………………………………………松島　可奈ほか
　髄膜炎…………………………………………南　　修司郎
　先天性サイトメガロウイルス感染…………安達のどかほか

全日本病院出版会
〒113-0033　東京都文京区本郷3-16-4　Tel:03-5689-5989
http://www.zenniti.com　Fax:03-5689-8030

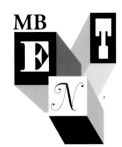

◆特集・子どもの睡眠・呼吸障害—病態・合併症・治療—

乳幼児突然死症候群
(sudden infant death syndrome;SIDS)

加藤稲子*

Abstract 乳幼児突然死症候群(SIDS)は健康と思われていた乳児が主として睡眠中に予期せぬ突然死を起こす疾患として知られている．その原因に関しては，世界各国で研究が実施されてきたものの未だ解明されていない．日本の人口動態統計からは1歳未満のSIDS発症数は減少してきているが，原因不明と診断される症例数が増加している傾向が認められる．

SIDSの病態としては，病理組織学的検討から脳幹部機能異常の存在が示唆され，中枢神経系調節の異常，覚醒反応の異常，自律神経系調節の異常などが呼吸循環調節に影響を及ぼし，SIDSの発症に関与するものと考えられている．

近年，欧米諸国を中心にSIDSを含む睡眠中の乳児の突然死を防ぐ目的で乳児の安全な睡眠環境を整えることが推奨されるようになった．あおむけに寝かす，硬い寝具を使う，添い寝をやめる，妊娠中および乳児の周囲での禁煙，母乳を推奨する，おしゃぶりを使う，などが推奨されている．

Key words 乳幼児突然死症候群(SIDS)，乳幼児突発性危急事態(ALTE)，リスク因子(risk factor)，睡眠環境(sleep environment)

定義と概念

乳幼児突然死症候群(sudden infant death syndrome;SIDS)は乳児が突然死亡する原因不明の疾患として知られているが，死に至らないまでも生命を脅かすのではないかと思われるような徴候はALTEと定義されている．また近年，SIDSだけでなく乳児の突然死全体を考えるという考え方から欧米諸国においてSUIDまたはSUDIという概念が広まってきた．ALTEについてもその重症度と医療の必要性を考慮してBRUEという概念が提唱された．

1. SIDS

SIDSは健康と思われていた乳児に突然死をもたらす疾患である．1969年に米国のNational Institute of Child Health and Human Development(NICHD)の「乳幼児の突然死に関する第2回国際会議」において疾患として認識されるようになり，原因究明のための研究が行われてきた．我が国においては1981年以降，厚生省(旧)および厚生労働省研究班によりSIDSの疫学的検討，定義の検討，原因の検討などが続けられている．SIDSの定義は米国の定義の改訂と日本の現状に合わせて改訂されてきており，現在は2005年度の厚生労働省科学研究班により「それまでの健康状態および既往歴からその死亡が予測できず，しかも死亡状況調査および解剖検査によってもその原因が同定されない，原則として1歳未満の児に死をもたらした症候群」と定義されている[1]．主として睡眠中に発症すると考えられ，あおむけでもうつ伏せでも発症するとされている．

2. ALTE(アルテ)

死亡に至らないまでも観察者が児が死亡するのではないかと思うような徴候は乳幼児突発性危急

---

* Kato Ineko, 〒514-8507 三重県津市江戸橋2-174 三重大学大学院医学系研究科周産期新生児発達医学講座，教授

事態(apparent life threatening event；ALTE)と定義され,「呼吸の異常,皮膚色の変化,筋緊張の異常,意識状態の変化のうち1つ以上が突然発症し,児が死亡するのではないかと観察者に思わしめるエピソードで,回復のための刺激の手段・強弱の有無および原因の有無を問わない徴候」とされている[2]. ALTEは徴候概念であるため,その原因検索が重要となる. 原因が判明した場合はその疾患の治療へと進むこととなる.

3. SUID(スウイッド)またはSUDI(スウディ)

乳児の突然死に関しては,近年,欧米諸国において,sudden unexpected infant death(SUID)またはsudden unexpected death in infant(SUDI)という概念が用いられるようになった[3]. SUIDまたはSUDIは乳児期に発症する予期せぬ突然死で,死亡の原因を説明できるものも説明できないものも含まれる. 原因検索の結果,SUIDまたはSUDIはSIDS,窒息,仮死,誤嚥,感染症,ingestions,代謝疾患,外傷などに分類されることとなる. SIDSはSUIDまたはSUDIの1つのカテゴリーであり,死亡状況調査,解剖,病歴によっても原因が説明できないものをいう. SUIDまたはSUDIは最終診断名ではないため,SUIDまたはSUDIと判断される症例に遭遇した場合には,原因検索が重要である.

4. BRUE(ブルー)

2016年5月にbrief resolved unexpected event(BRUE)という概念が米国から提唱された[4]. これはリスク因子に基づいて判断するための方法を提供し,低リスクと判断される症例に対して推奨される対応を提供することを目的として提唱された概念である. BRUEの定義としては,1歳未満の乳児において,①チアノーゼまたは蒼白,②呼吸停止,低呼吸,または不規則な呼吸,③筋緊張の著明な変化(過緊張または低緊張),④反応レベルの低下,のうち1つ以上が突然に発症し短時間で回復して来院時には症状が改善しているもののうち,適切な病歴確認と診察にても事態を説明し得る状況を何も認めないもの,とされている. 日米の医療体制の違いもあり,BRUEに関しては日本の医療現場で適切か否かは今後の検討が必要である.

疫学とリスク因子

日本の人口動態統計データからは,1歳未満のSIDS発症数は1999年に365例,出生10万に対する発症率は31.0であったが,その後,徐々に減少傾向をたどり,2010年に発生数140例,発症率13.1となり,2017年では発症数69例,発症率は7.3となっている(図1).

疫学調査からSIDSの発症は生後2〜6ヶ月に多い,男児に多い,冬に多い,低出生体重児に多い,などの特徴をもつことが知られてきたが,欧米諸国の疫学調査においてうつぶせ寝,暖め過ぎ,妊娠中や出生後の周囲での喫煙やアルコール暴露,非母乳保育,添い寝などの環境因子がSIDSリスク因子として報告されるようになり,これらのリスクを避けるようなキャンペーンが展開されるようになった. 米国ではBack to Sleep campaignとして,寝かせるときにはベッドの上に赤ちゃんをあおむけに寝かせることが推奨され[5],オーストラリア,ニュージーランド,欧州諸国でもあおむけに寝かせることが推奨されるようになった.

日本でも1997年に全国規模の乳児の突然死を対象とした疫学調査が行われ,うつぶせ寝,妊娠中や出生後の周囲での喫煙,非母乳保育がSIDSリスク因子とされた[6]. これをもとに1999年から厚労省において毎年11月をSIDS対策強化月間としてSIDSの啓発活動が実施されており,寝かせるときはあおむけに寝かせること,できるだけ母乳で育てること,妊娠中あるいは出生後の赤ちゃんの周囲での喫煙をやめることが推奨されている.

病態

SIDSの病態に関しては,病理組織学的所見から軽微な慢性低酸素症の存在が示唆されて以来,胎盤異常,子宮内発育遅延,早産などがSIDS発

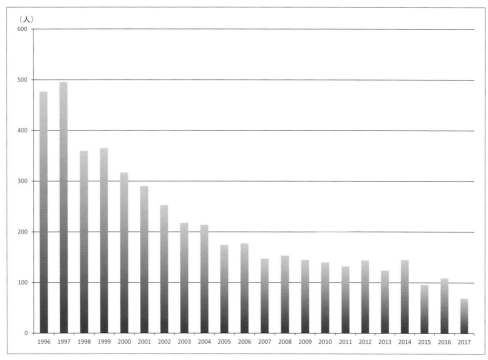

図 1. 日本における 1 歳未満の SIDS 発症数の変化
（厚生労働省人口動態統計より）

症に関与すると考えられてきた．子宮内でのアルコールやタバコの暴露も重大な影響を及ぼすと考えられている．慢性低酸素症の影響として，出生後の脳幹部機能異常が示唆され，呼吸循環調節の異常，閉塞性無呼吸の関連，覚醒反応異常，自律神経系調節異常などの関与が示唆されてきた．SIDS 病態の仮説として胎生期の感染などによる何らかの異常により脳幹部中枢神経系の異常をきたし，そのため，呼吸調節異常，化学受容器などの異常，自律神経系調節の異常が惹起されて無呼吸が発生し，そこに覚醒反応異常などが加わって SIDS が発症することが示唆された[7]．

SIDS 症例の中枢神経系異常として，脳幹部の構造的あるいは神経伝達系の異常があり，これによって自律神経系調節の異常が起こることが示唆されている．これらの脳幹部組織では神経系発達の遅れを示す樹状突起の増殖や延髄呼吸中枢でのシナプス成熟の遅れ，カテコーラミンニューロンにおけるチロシンヒドロキシラーゼの減少，セロトニンレセプター 1A，2A の減少などが報告されている．近年，乳児突然死症例における遺伝子異常も報告されており，QT 延長症候群の遺伝子異常として SCN5A など，心臓のカルシウムチャネルの異常として KCNE2 など，セロトニン（5-HT）の多型性やセロトニントランスポータ（5-HTT）の異常，自律神経系の異常として PHOX2A など，感染症関連として C4A，C4B，IL-10 などの異常の頻度が高かったことが報告されている[8]．

脳幹部の機能としては，心拍，呼吸，体温，上気道開通性，睡眠，覚醒反応などの調節を行っているが，この機能の異常により睡眠中に発生した何らかのストレスへの反応能力に異常をきたすことが報告されている．ストレスに対する防御反応としては，睡眠からの覚醒，低酸素や高炭酸ガスに対する循環呼吸調節，気道閉塞を防ぐために頭部の向きを変えるなどの運動による反応，喉頭の化学受容器を介する反応，仮死に対する自己蘇生反応などがある．脳幹部機能異常を持つ児では安全ではない環境に直面したときにこのような防御機構が働きにくく死に至る可能性が高くなることが考えられる（図 2）．

このような状況から SIDS 発症には triple-risk model 説が考えられており，年齢的な因子，児の脆弱性，環境因子が絡み合って発症するとされて

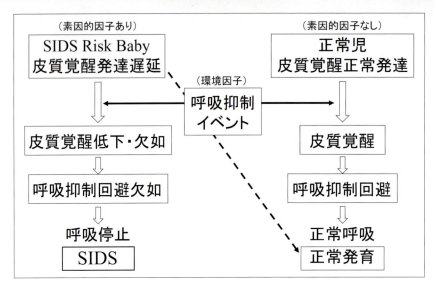

図 2.
覚醒反応遅延と SIDS 発症
(文献 2 より)

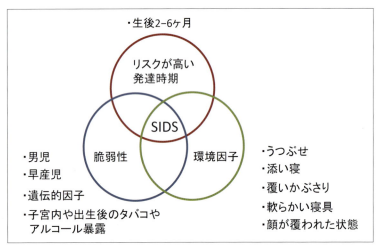

図 3.
SIDS triple-risk model
(文献 9 より)

いる(図3). 年齢的には乳児期早期のリスクが高く, 早産児, 子宮内でのアルコールやタバコの暴露, 遺伝的因子などは脆弱性に関与すると考えられ, うつぶせ寝, 添い寝, 軟らかい寝具などは環境因子と考えられている[9].

診 断

1. SIDS の診断

SIDS 診断は平成 24 年度厚生労働省研究班による「乳幼児突然死症候群(SIDS)診断ガイドライン(第 2 版)」に基づいて行う[2](https://www.mhlw.go.jp/bunya/kodomo/pdf/sids_guideline.pdf). 診断に際しては,「SIDS 診断のための問診・チェックリスト」が作成されているので活用する. 基本的に SIDS の診断は死亡状況調査と解剖に基づいて行う. 死亡状況調査に関しては, 原因不明の乳児の突然死に遭遇した場合には警察に届け出る必要がある. 検視ののち法医解剖あるいは病理解剖が行われることとなる. SIDS の診断のためには SIDS 以外に乳児に突然の死をもたらす疾患および窒息や虐待などの外因死との鑑別が必要である. 解剖による診断は日本 SIDS・乳幼児突然死予防学会の「解剖による診断分類」(http://plaza.umin.ac.jp/sids/)を参照する.

近年, 臨床現場では死亡原因が不明な場合, Ai (autopsy imaging)による検索が実施されることが多いが, Ai によっても原因が不明な場合には解剖による検索が必要となる. 原因不明の乳児の突然死の診断には臨床的検討だけでなく法医病理学的な検討が不可欠であり, 小児科, 小児救急, 法

医，病理，警察などの連携が必要となる．やむを得ず，解剖や死亡状況調査の実施が困難な場合にはSIDSの診断は不可能となるため，死亡診断書(死体検案書)の死亡分類は不詳とする．

日本では乳児の突然死における解剖実施率は都道府県により様々であり，SIDSの診断もばらつきがある可能性が考えられる．人口動態統計ではSIDSは減少傾向であるが，解剖が実施されていないため診断が不確定な症例あるいは解剖実施の後でも原因不明の乳児突然死とされる症例が増加している可能性は否定できない．

2．ALTEの診断

ALTEは一徴候として定義されており，原因は様々である．したがって，その原因検索が重要となる．ALTEの原因検索に関しては，厚生労働省研究班により「乳幼児突発性危急事態(ALTE)原因疾患検索手順の手引き」が作成されており(http://plaza.umin.ac.jp/sids/pdf/alte_guide.pdf)．病歴，発症状況，診察所見，検査所見などに基づき原因究明を行う[10]．原因疾患検索のための発症状況の調査，疫学的因子の検討のための「ALTE問診・チェックリスト」も作成されている．諸検査にても原因が特定できない場合には原因不明のALTE(特発性ALTE)とする．

乳児の安全な睡眠環境；世界の動向

近年，欧米諸国を中心として，SIDSだけでなく睡眠中の乳児の突然死を幅広く防ぐことを念頭においたキャンペーンが実施されるようになってきている．明らかにSIDSと診断される症例の他に，疑わしいが確定できない症例，窒息の可能性が否定できない症例などが考慮されるようになったためと思われる．そのため，SIDS対策を中心としてきたキャンペーンが，SIDSを含むSUDIあるいはSUIDを対象とした乳児の安全な睡眠環境を考えるキャンペーンに変わってきている．

米国では乳児の睡眠中の突然死を防ぐことを目的として，Back to Sleep campaignに代わりSafe to Sleep campaignが実施されている[11]．乳児の安全な睡眠環境として，① 寝かせ始めは毎回あおむけに寝かせる，② 表面が硬い寝具を使う，③ 母乳で育てる，④ 母親または両親と同じ部屋で別の寝具で寝かす，⑤ 乳児の睡眠領域から軟らかいものや皺になりやすい寝具などを取り除く，⑥ お昼寝や寝かせるときにおしゃぶりを使用する，⑦ 妊娠中と出生後のたばこ暴露を避ける，⑧ 妊娠中と出生後のアルコールや違法薬物使用を避ける，⑨ 暖めすぎない，⑩ 妊婦健診を受ける，⑪ 乳児の予防接種を決められたスケジュールで受ける，⑫ リスクを減らす目的での家庭用心電呼吸モニターの使用は避ける，などが推奨されている．

オーストラリア，ニュージーランド，欧州各国でも安全な睡眠環境の推奨が行われている．中心的な内容はほぼ同様であるが，各国の習慣などの違いもあり項目が多少異なっているのが現状である．

家族支援

SIDSは健康と思われていた乳児が突然死亡する疾患であるため，残された家族のケアも重要になってくる．解剖がなされずに原因不明の突然死とされた場合，家族の不安や後悔が長引くことが報告されている．正確な診断のためには解剖が必要であること，SIDSと診断された場合にはSIDSは原因が未だわかっていないが病気であり，育児上の問題ではないことを十分に説明する必要がある．子どもを亡くした家族の心身のケアとして，欧米各国でSIDS家族の会が活動しているが，日本においてもNPO法人SIDS家族の会が家族への支援活動を行っているので，必要であれば家族の会を紹介する(http://www.sids.gr.jp/)．

参考文献

1) 平成17年度厚生労働科学研究報告書：乳幼児突然死症候群(SIDS)診断のためのガイドライン作成およびその予防と発症率軽減に関する研究(主任研究者：坂上正道)
Summary 日本でのSIDSの定義が改訂された．

2) 平成24年度厚生労働科学研究報告書：乳幼児突然死症候群(SIDS)および乳幼児突発性危急事態(ALTE)の病態解明および予防法開発に向けた複数領域専門家による統合的研究(研究代表者：戸苅　創)
   Summary　SIDSの定義に基づいて診断ガイドラインが作成された．
3) Michell EA, Krous HF：Sudden unexpected death in infancy：a historical perspective. J Pediatr Child Health, 51：108-112, 2015.
4) Tieder JS, Bonkowsky JL, Etzel RA, et al：Brief Resolved Unexplained Events(Formerly Apparent Life-ThreateningEvents)and Evaluation of Lower-Risk Infants：Executive Summary. Pediatrics, 137：e20160591, 2016.
5) Task Force on Sudden Infant Death Syndrome, Moon RY：SIDS and other sleep-related infant deaths：Expansion of recommendations for safe infant sleeping environment. Pediatrics, 128：e1341-1367, 2011.
6) 平成10年度厚生省心身障害研究報告書：乳幼児突然死症候群に関する研究―保健婦による聞取り調査結果(主任研究者：田中哲郎)
   Summary　国内での疫学調査によりうつぶせ寝，非母乳保育，喫煙がリスク因子とされた．
7) Hunt CE, Brouillette RT：Sudden infant death syndrome：1987 perspective. J Pediatr, 110：669-678, 1987.
8) Hunt CE, Darnall RA, McEntire BL, et al：Assigning cause for sudden unexpected infant death. Forensic Sci Med Pathol, 11：283-288, 2015.
9) Trachtenberg FL, Haas EA, Kinney HC, et al：Risk factor changes for sudden infant death syndrome after initiation of Back to Sleep campaign. Pediatrics, 120(4)：630-638, 2012.
10) 平成28年度厚生労働科学研究報告書：乳幼児突然死症候群(SIDS)および乳幼児突発性危急事態(ALTE)の病態解明と死亡数減少のための研究(研究代表者：加藤稲子)
11) Task Force on Sudden Infant Death Syndrome, Moon RY：SIDS and other sleep-related infant deaths：Updated 2016 recommendations for safe infant sleeping environment. http://www.pediatrics.org/cgi/doi/10.1542/peds.2016-2940
    Summary　睡眠中の乳幼児のSIDSを含む予期せぬ突然死を防ぐためには，安全な睡眠環境を整えることが重要である．

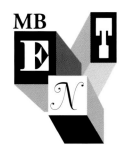

◆特集・子どもの睡眠・呼吸障害―病態・合併症・治療―

先天性頭蓋顔面低形成と呼吸障害

守本倫子*

Abstract 頭蓋顔面正中部の低形成や下顎の低形成により，咽頭の狭窄をきたし，鼻呼吸が困難になったり睡眠時無呼吸，喘鳴などをきたしやすい．重篤な呼吸障害をきたす場合は気管切開が必要となるが，軽度の場合は保存的に NPPV や経鼻エアウェイにて経過観察を行うことが可能である．咽頭の狭窄のみならず，喉頭や気管にも狭窄や軟化症などの所見がみられたり，中枢性の呼吸障害も伴っていることがあるため，様々な可能性を念頭におきながら治療方針をたてていく必要がある．

Key words 経鼻エアウェイ（nasal air way），ピエールロバン症候群（Pierre Robin syndrome），トリーチャーコリンズ症候群（Treacher Collins syndrome），下顎低形成（mandibular hypoplasia），咽頭狭窄（pharyngeal stenosis）

はじめに

頭蓋顔面正中の低形成や下顎低形成による咽頭の狭窄などを認める頭蓋顔面先天異常では，軽度の鼻閉から重度の呼吸障害にいたるまで様々な程度の上気道閉塞症状を認めることが多い．この狭窄には2通りあり，解剖学的狭窄と機能的狭窄がある．解剖学的狭窄では，もともと狭い咽頭にアデノイド肥大，口蓋扁桃肥大なども合併すると症状を増悪させる原因となる．鼻腔の狭窄，後鼻孔狭窄なども特に年齢が低い時は口呼吸ができないため，鼻呼吸ができないことは強い呼吸障害をきたすことがある[1]．機能的狭窄としては，例えば神経疾患など，筋緊張低下があると吸気時に咽頭の粘膜が虚脱し上気道閉塞症状が強く出る場合も少なくない．また，神経筋疾患などに伴う嚥下障害があると，分泌物や唾液が常に口腔内や咽頭に貯留していることも症状を増悪させる．本稿では特に解剖学的な咽頭の狭窄による呼吸障害について述べたい．

狭窄部位と症状

1. 上咽頭の狭窄

クルーゾン氏病，アペール症候群などは顔面骨の低形成があり，高口蓋などもあるため両側鼻腔狭窄＋上咽頭の狭窄が認められるため，出生直後から陥没呼吸やチアノーゼをきたしやすい．

2. 中咽頭の狭窄

下顎低形成があると，舌根が後退し，咽頭の狭窄が認められる．ピエールロバン症候群やトリーチャーコリンズ症候群では下顎が低形成であるため，舌が下顎内におさまりきらず，舌根沈下を生じる．これによる陥没呼吸や嚥下障害が生じる．下顎は通常の大きさであっても，ベックウィズヴィーデマン症候群など舌肥大により口腔から中咽頭にかけて舌で充満し，呼吸困難を生じることもある．ダウン症やチャージ症候群なども成長とともに舌根が厚くなり，睡眠時無呼吸症状が強くなることもある．口蓋裂などの合併疾患があることで舌根が特に咽頭側に落ち込みやすく，あおむ

---

* Morimoto Noriko，〒157-8535 東京都世田谷区大蔵 2-10-1　国立成育医療研究センター耳鼻咽喉科，診療部長

けで寝かすことが困難になる．

診 断[2]

1．視 診

頭蓋顔面低形成では，上顎骨の発育不良などにより，鼻腔を中心にくぼんでいるようにみえることがある．乳児で下顎低形成を診断するにはMMD(maxillary-mandibular discrepancy)を用いる[3]．これは上顎と下顎をかみ合わせたときのずれを計測するもので，この差が 10 mm 以上であると下顎低形成と診断できる．ただし，上顎骨の低形成なども合併している場合はこの値は意味をなさない．

2．内視鏡検査

鼻腔狭窄については，我々は径 2.8 mm の内視鏡が挿入できない場合に狭窄と診断していることが多い[1]．内視鏡が挿入できる場合であっても，頭蓋顔面奇形などでは高口蓋と上顎骨の発育不全のため，総鼻道が蛇行しており気道としては有効ではないこともある．内視鏡で観察するときは，まず通常挿入できる内視鏡が挿入可能か，狭窄部位はないか，さらに吸気時の喘鳴音がどこから鳴っているのかをよく観察することが大切である[4]．

3．頭部 CT 側面像

上気道狭窄症状を有する乳幼児例では鎮静をかけることにより呼吸状態を悪化させることがあるため，注意が必要である．鼻腔では，後鼻孔が狭窄していないか，鼻腔全体(固有鼻腔)の狭窄，梨状口狭窄など，上顎骨の発育不全のために全体的に狭窄していることがあるため，必ず確認する．下顎低形成により舌根沈下している状態などが確認できる．

4．頸部単純側面 X 線像

鎮静せずに咽頭狭窄の程度を評価することが可能であり，補助的ではあるが，舌根沈下や狭窄の部位を明らかにするには適している(図1)．

5．ポリソムノグラフィー

咽頭の狭窄に伴う閉塞性無呼吸だけではなく，

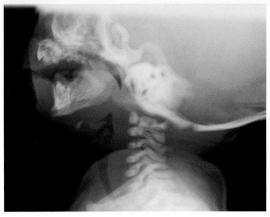

図 1．単純 X 線側面像
下顎が上顎よりも後退しており，舌根も沈下している．このため咽頭が狭くなっている

神経系の合併疾患に伴う中枢性の無呼吸をきたすこともあるため，胸郭の動きや鼻腔の気流なども含めて酸素飽和度の評価を行う．

治 療

1．保存的治療法

1）酸素投与や NPPV

夜間のみの呼吸障害であれば有用である[5]．しかし，頭蓋顔面低形成があることで，マスクの装用が困難であったり，NPPV はマスクをしっかり固定する必要があるため，1 日中装用すると顔面の低形成が増悪し，行動も制限される．

2）体位の工夫

舌根沈下が主な呼吸障害の原因であった場合，仰臥位が最も閉塞性無呼吸を強くするため，側臥位または腹臥位にするなど，寝る時の体位を工夫することで症状が改善することもある．

3）経鼻エアウェイ(図2)

鼻腔の狭窄や咽頭の狭窄では 3.5〜4.0 mm のエアウェイを挿入することで呼吸が楽になる．鼻腔狭窄では，骨性の狭窄があるため最初はエアウェイ挿入に抵抗がある[1]．このため，挿管チューブなど壁が厚く内腔がつぶれにくい素材のチューブをエアウェイとして挿入し[6]，その後シリコン製の柔らかい経鼻エアウェイに変えるほうがよい．鼻腔狭窄では，4 週間挿入しておくと，その後再狭窄を認めないことが多い．下顎低形成による舌根沈下も伴う場合，エアウェイ先端を喉

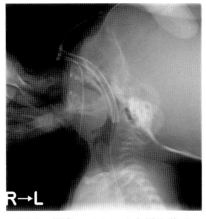

図 2. 経鼻エアウェイを挿入後の
頸部単純 X 線像

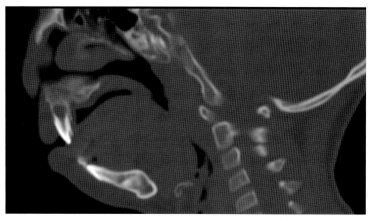

図 3. トリーチャーコリンズ症候群の顔面 CT
本症例は気管切開を必要とした

頭蓋直上まで挿入しないと効果が上がらないことが多く，それが引き金になって分泌物が増加し，患児も苦しくてもがくため逆効果になることもある[7]．水野らは 16 例の頭蓋顔面低形成による咽頭狭窄例に対して経鼻エアウェイを挿入し，6 例はそれにより呼吸障害が改善，退院につながったものの，残りの 10 例は喉頭や気管の軟化症も伴っていたため症状の改善がみられなかったり，経鼻エアウェイによる不快感，分泌物の増加などで装用を断念せざるを得なかったと報告している[8]．

2．外科的治療法[5)9)]

1）アデノイド・扁桃摘出術

咽頭が狭いところにさらにアデノイドや扁桃が肥大していることで，鼻呼吸が全くできなくなることがある．また，NPPV を用いても圧をかけないと十分に気流が通らず，エアウェイを入れるとアデノイドなどにあたって出血を繰り返すこともある．ただし，手術中は下顎低形成のため開口器のサイズが合わなくて少ししか開口することができなかったり，扁桃やアデノイド切除するための視野が不十分で，摘出や止血に難渋することもある．また，もともと咽頭が狭窄しているうえにアデノイド扁桃肥大が伴っているものなので，仮にアデノイドや扁桃を十分に切除できたとしても，咽頭狭窄による上気道狭窄のため術後抜管も困難なことがあり，気管切開が必要になることもある旨を家族と共有しておくことが大切である．術前にエアウェイや NPPV を試して，それで呼吸状態

が改善するようであれば術直後も同様に使用することで，抜管困難を避けられることが多い．

2）気管切開

すぐに呼吸を安定させるためには気管切開が確実である．特にトリーチャーコリンズ症候群など，成長に応じてその後成長してきたら，下顎延長術や顔面骨形成術などを行う．

3）舌・口唇縫合術

舌尖を口唇に縫合することで，舌根が後退することを防ぐ．

4）下顎延長術

下顎骨を切って延長器を取り付け，1 日 1 mm ずつ延長していく方法である．ただし，骨が薄いと延長している最中に割れてしまうこともあり，4～5 歳以降で行われることが多い．

代表的な症例

1．トリーチャーコリンズ症候群（男児）

1）病　歴

出生直後より酸素飽和度の頻回な低下が認められたため，酸素投与および NPPV を施行．しかし，泣くと呼吸状態が安定しないなど，不安定な状態であった．内視鏡検査では舌根沈下および咽頭狭窄のため喉頭蓋が全く見えなかった．顔面 CT では下顎低形成による舌根沈下のため，中咽頭〜喉頭にかけての狭窄が認められた（図 3）．

2）治療経過

咽頭腔を保つため，ポリプロピレン製の経鼻エ

表 1. トリーチャーコリンズ症候群 14 例の気管切開状況

14 例中 9 例が乳児期に気管切開を行った．下顎延長術を 4 歳で行って早くて 7 歳でカニューレが抜去可能であった

症例	現在年齢	気管切開	下顎延長術	転帰
1	16 歳	―		
2	4 ヶ月	2 ヶ月		死亡（4 ヶ月）
3	12 歳	―		
4	11 歳	4 ヶ月	4 歳	10 歳で延長抜去
5	8 歳	―		
6	11 歳	2 ヶ月	4 歳	12 歳カニューレ抜去
7	8 歳	2 ヶ月	4 歳	7 歳カニューレ抜去
8	6 歳	6 ヶ月		不変
9	5 歳	2 ヶ月		不変
10	4 歳	2 ヶ月		不変
11	1 歳	2 ヶ月		不変
12	11 ヶ月	―		
13	20 歳	―		
14	19 歳	2 ヶ月	3 歳	夜間エアウェイに変更

アウェイを先端が喉頭蓋に触れない程度まで挿入した．しかし，嚥下がうまくできないため分泌物が多く，頻回に吸引しないとすぐに閉塞性呼吸障害をきたし，酸素飽和度が 70％台まで低下することが頻回に認められた．今後，口唇＋外鼻形成術を，また 2 歳時に口蓋裂に対して口蓋形成術を予定していることを考慮し，挿管困難，抜管困難および安全な在宅医療への移行を考え，最終的に気管切開が行われることになった．

気管切開後 2 ヶ月経過し，医療物品に対する手技などを母が覚えたところで退院となった．気管カニューレ装用中であるが，2 歳にて声がでるようになり，また経口摂取ができるようになったため，3 歳で胃瘻抜去となった．5 歳になり，下顎骨形成術により下顎延長を行った．まだカニューレを抜去するには至っていないが，かなり上気道狭窄の改善を認めている．

3）解説

下顎低形成（ロバンシークエンス）は 8,500 出生に 1 人の割合で発症するとされ，約半分は症候群性とされており，その中にスティックラー症候群，22q11.2 欠失症候群，トリーチャーコリンズ症候群などが含まれる．下顎が小さいため，舌根も後退して咽頭が狭窄し閉塞性の呼吸障害をきたす．下顎が低形成となる理由は明らかではないが，胎生 6～12 週の頸部屈曲が原因とされている[10]．無呼吸の程度には軽度から重度のものまで様々であり，症状に合わせて治療を行う必要がある．

本症例では，下顎の著明な低形成のため閉塞性呼吸障害をきたし，当初 NPPV や経鼻エアウェイを試した．しかし，分泌物増加など症状改善が期待できるほどではなかったこと，児の安全性や今後複数回手術を行う時の挿管困難や抜管困難のリスク，また早期離床，在宅医療に移行することを考えて気管切開となった．小児の場合，カフ付きのカニューレは使用しないため，気管が太くなって空気が口腔側に漏れるようになると声もでるようになる．本症例では気管切開を行ったことで経口摂取も可能になったが，舌の動きが抑制されることから経管栄養が必要となる症例もある．表 1 はトリーチャーコリンズ症候群 14 例の気管切開状況である．14 例中 9 例が乳児期に気管切開を受けており，4 歳時に下顎延長術を行い，7～9 歳でカニューレ抜去できることを目指している．抜去可能かどうかは，単純 X 線側面像などでの上気道の狭窄，舌根沈下の有無を確認し，内視鏡でも喉頭が十分にみえることを確認してから判断する．カニューレを抜去したあとも，軽度の舌根沈下による無呼吸などがみられる場合は，CPAP や経鼻エアウェイなどを代わりに使用することで，再度気管切開を必要としなくなることもある．いくつかの治療戦略をもって対応していくことも大切である．

2．頭蓋骨早期癒合症

顔面正中の低形成に伴う上咽頭狭窄や後鼻孔閉鎖などが呼吸障害の原因となる．顔面正中低形成による呼吸障害は閉塞性無呼吸をきたすが，年齢とともに症状は改善してくる．3 歳以下が最も呼吸障害が強いとされている．スティックラー症候群やゴールデンハー症候群，アントレービクスラー症候群などでは鼻腔から上咽頭が狭窄しており，喉頭に異常がなかった場合，経鼻エアウェイが効果を上げることも少なくない．内視鏡で確認しながらエアウェイ先端が喉頭蓋にあたらないように長さを調整して固定する．

3. 軟骨無形成症

2万人に1人の割合で発症し，四肢短縮と低身長をきたす．FGFR3遺伝子変異が報告されており，前額部が突出して鼻根部が陥凹，上顎と鼻梁など顔面正中の低形成が認められる．咽頭の狭窄，下顎の後退，さらにアデノイドや扁桃肥大などが加わり，睡眠時の無呼吸をきたす．自験例では，低身長に対して成長ホルモン治療を開始したところアデノイドや扁桃の著明な肥大が認められるようになり，睡眠時無呼吸が著しくなった症例が少なくない．また，大後頭孔の狭窄をきたしやすいため延髄が圧排されやすく(図4)，中枢性の無呼吸も合併しやすい．このため，当院では軟骨無形成症では成長ホルモン治療を開始する前に，必ず睡眠時無呼吸の程度(中枢性または閉塞性の無呼吸の有無を確認)やアデノイド・扁桃肥大などの評価を行うことになっている．アデノイドや扁桃摘出術などを行い，咽頭狭窄を改善させたとしても中枢性の無呼吸は残存する可能性があり，大後頭孔減圧術が必要となることもある．

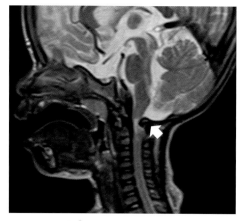

図4. 軟骨無形成症の頭部MRI所見
大後頭孔の狭窄が認められる．これにより中枢性の無呼吸が生じる

4. ダウン症候群(21トリソミー)

顔面正中と下顎低形成があり，さらに舌が相対的に大きいため，中咽頭～下咽頭にかけて狭窄が認められ，閉塞性無呼吸を生じる．解剖学的な咽頭の狭窄に加え，扁桃やアデノイドの肥大，頸部周囲の肥満などが伴うとさらに構造的に咽頭の狭窄症状をきたす．また，筋緊張の低下があるため，吸気時に虚脱し，症状を増悪させる．知的障害があるため，経鼻エアウェイを挿入することは困難である．また，睡眠時無呼吸に対するNPPVなども協力的ではないことが多い．

おわりに

頭蓋顔面低形成を伴う疾患の咽頭狭窄に伴う上気道閉塞症状では，保存的な治療方法や気管切開，下顎延長手術など，複数の治療方法を組み合わせて行っていく必要がある．また，狭窄が1ヶ所だけではなく，他に気管や喉頭の狭窄を伴っている場合や中枢性の無呼吸を伴っている場合もあるため，いろいろな可能性を念頭において治療を行っていく必要があるだろう．

文 献

1) 守本倫子，川城信子，泰地秀信ほか：頭蓋顔面正中低形成に伴う呼吸障害症例．小児耳, **25**：41-45, 2004.
2) Li WY, Poon A, Courtemanche D, et al：Airway Management in Pierre Robin Sequence-The Vancouver Classification. Plastic Surgery, **25**：14-20, 2017.
   Summary ロバンシークエンスの新しい分類方法の提唱．
3) 野口昌彦，杠 俊介，柴 將人：小顎症患児の呼吸障害重症度判定における客観的評価法についての検討—第1報：自験例の検討による予後決定因子の割り出しとその客観的病対評価法の検討．日形会誌, **34**：1-7, 2014
4) Sher AE, Shprintzen RJ, Thorpy MJ：Endoscopic observations of obstructive sleep apnea in children with anomalous upper airways-predictive and therapeutic value. Int J Pediatr Otorhinolaryngol, **11**：135-146, 1986.
5) Khansa I, Hall C, Madhoun LL, et al：Airway and Feeding Outcomes of Mandibular Distraction, Tongue-lip Adhesion, and Conservative Management in Pierre Robin Sequence：A Prospective Study. Plast Reconstr Surg, **139**：975-983, 2017.
6) 渡部浩栄，三浦正明，木原美代子ほか：舌根沈下に対する経鼻エアウェイの至適長さ．麻酔, **48**：368-371, 1999.
7) Kouga T, Tanoue K, Matsui K：Airway sta-

tuses and nasopharyngeal airway use for airway obstruction in syndromic craniosynostosis. J Craniofac Surg, 25：762-765, 2014.

8) 水野貴基，和田友香，守本倫子：基礎疾患を有する新生児・乳児への経鼻エアウェイ使用に関する検討．小児耳，印刷中．
Summary 基礎疾患を有する児では下気道疾患なども合併しているために，経鼻エアウェイだけでは上気道閉塞症状が改善しない例も少なくない．

9) Cieloa CM, Montalvab FM, Taylor JA：Craniofacial disorders associated with airway obstruction in the neonate. Semin Fetal Neonatal Med, 21：254-262, 2016.
Summary ロバンシークエンスに対して早期に下顎延長を行うことは気管切開よりも医療経済的にメリットがある．

10) Diewert VM：Craniofacial growth during human secondary palate formation and potential relevance of experimental cleft palate observations. J Craniofac Genet Dev Biol Suppl, 2：267-276, 1986.

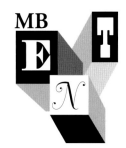

◆特集・子どもの睡眠・呼吸障害—病態・合併症・治療—

神経筋疾患と呼吸障害

小俣 卓*

Abstract 小児期発症の神経筋疾患では，高率に慢性呼吸不全を合併し，繰り返す呼吸器感染症は最も多い死亡原因となる．慢性呼吸不全の病態は呼吸筋の筋力低下や胸郭のコンプライアンス異常による拘束性換気障害が中心で，NPPV が呼吸管理の第一選択とされているが，さらに進行すれば気管切開を行い人工呼吸管理となる．また，厳密な意味で神経筋疾患ではないが，小児では脳性麻痺などの中枢神経障害による重度心身障害児（者）の呼吸不全が多い．この場合，拘束性と閉塞性双方の呼吸障害の要素に分泌物の問題が加わり，病態はより複雑である．特に誤嚥性肺炎を反復している例では，気管切開だけではコントロールが困難であり，喉頭気管分離術の適応となる．主治医である小児科医が手術適応を判断し，最終的に耳鼻科医の診察により，気管切開や喉頭気管分離術を決定する．

Key words 神経筋疾患（neuromuscular disease），慢性呼吸不全（chronic respiratory failure），拘束性換気障害（restrictive ventilatory disturbance），非侵襲的陽圧換気療法（non-invasive positive pressure ventilation），気管切開（tracheotomy），喉頭気管分離術（laryngotracheal separation）

はじめに

小児期発症の神経筋疾患では，高率に慢性呼吸不全を合併し，繰り返す呼吸器感染症が最も多い死亡原因となる．呼吸不全の原因は，主に呼吸筋の筋力低下や側弯など胸郭の変化，呼吸中枢の異常によるものである[1]．

小児期発症の神経・筋疾患の代表的なものとして，デュシェンヌ型筋ジストロフィー（以下，DMD）や先天性ミオパチー，脊髄性筋萎縮症などが挙げられる．一方，厳密な意味で神経筋疾患ではないが，我々小児科医，小児神経科医が診療していくうえで最も多いのが，脳性麻痺などの中枢神経障害による重度心身障害児（者）の呼吸管理であり，我々の施設でも多くの症例で耳鼻咽喉科の先生方に気管切開や喉頭気管分離を依頼してい

る．この稿では，小児科・小児神経科で対応する代表的な神経筋疾患の概要と呼吸管理について述べ，さらに脳性麻痺などの中枢神経障害による重度心身障害患者における呼吸管理についても，当院での経験を加えて述べる．

呼吸管理を要する小児期発症の神経筋疾患

神経筋疾患とは脊髄前角以下レベル（前角，末梢神経，神経筋接合部，筋）を病変の主座とする疾患の総称である．呼吸障害は，呼吸筋の筋力低下に伴う低換気や排痰困難などによる高 CO_2 血症，胸郭のコンプライアンス異常によるものなどがある．特に小児の神経筋疾患の胸郭は非常に柔らかく，呼吸運動による胸郭の変形から肺の成長が妨げられる[1,2]．呼吸管理を要する代表的な小児期発症の神経筋疾患について，疾患の概要を述べる．

---

* Omata Taku, 〒266-0007 千葉市緑区辺田町 579-1　千葉県こども病院神経科，部長

1. 脊髄性筋萎縮症(spinal muscular atrophy；SMA)

脊髄前角細胞の変性による軸索の脱落に伴い，進行性の筋萎縮，筋力低下をきたす下位運動ニューロン疾患である．発症時期と重症度によって通常Ⅰ～Ⅳ型に分けられる．生後6ヶ月以内に発症するⅠ型はウェルドニッヒ・ホフマン病と呼ばれ，全身の筋緊張の低下のため，いわゆるフロッピーインファントを呈し，哺乳力低下，陥没呼吸，シーソー様呼吸で発症する．腱反射は消失し舌の線維束攣縮がみられる．通常は認知機能への影響はない．呼吸障害が急速に進行し，非侵襲的人工呼吸(NPPV)の導入や，気管切開による人工呼吸管理を行うケースも多いが，呼吸管理を行わなければ平均6～9ヶ月で呼吸不全や呼吸器感染で死に至る．これまでは治療法がなく対症療法のみであったが，2017年9月に本邦初のアンチセンス核酸医療薬であるヌシネルセンが承認され投与が開始された．ヌシネルセンは，SMNタンパク質欠乏により引き起こされるSMAの治療薬である．変異したSMN1の重複遺伝子であるSMN2のmRNA前駆体に働き，完全長の機能性SMNタンパク質の産生を増加させることで，脊髄性筋萎縮症に対する作用を示すと考えられている[3]．

2. 筋ジストロフィー

筋ジストロフィーは骨格筋の壊死と再生を病態とする遺伝子変異に基づく疾患である．再生が壊死に追いつかなくなり筋量の減少をきたし，運動機能に問題が生じてくることで発症する．DMDは小児期発症の筋ジストロフィーの中で最も多く，ジストロフィン遺伝子の変異により，筋線維膜直下に存在するジストロフィンタンパク質が欠損することで生じる[4)5]．3～5歳に転びやすい，走れないことで気づかれることが多い．CKは通常1～3万と著しく上昇し，偶然発見された高CK血症により発症前に発見されることもある．筋力低下の進行により10歳前後に歩行不能となり，以降，呼吸筋の筋力低下や胸郭のコンプライアンス異常による呼吸不全が進行する．定期的な呼吸機能を行い，呼吸器リハビリテーションを開始し，評価慢性肺胞低換気の状態で，朝の目覚めの悪さ，頭痛などの症状を認める場合に，夜間の非侵襲的陽圧換気療法(non-invasive positive pressure ventilation：以下，NPPV)を適応する．経過で覚醒時のNPPVも導入し，終日要するようであれば気管切開を行い人工呼吸管理となる．なお，小児科領域では，呼吸管理を必要とする年齢以前に成人移行するケースも多いと思われる．ステロイドはDMDの進行予防に対するエビデンスの得られている唯一の治療法である．6ヶ月から2年間の短期間において筋力を回復するとされているが，長期予後を改善させるかどうかのエビデンスは乏しい[5]．なお，エクソンスキッピングを人工的に生じさせてエクソン欠失による影響を軽減するエクソンスキッピング療法(out-of-frame型変異をin-frame型に変えることで，ジストロフィンタンパク質を不完全ながら産生させ，臨床的Duchenne型からより軽症であるBecker型とする)など，治療研究が盛んに行われている．患者と製薬関連企業・研究者との橋渡しをする登録システムRemudy(Resistry of Muscular Dystrophy)が，より早く新しい治療に関する情報伝達を目的として設立されている[6]．

3. 先天性ミオパチー

先天性ミオパチーは，骨格筋の先天的な構造異常により，新生児期ないし乳児期から筋力，筋緊張低下を示し，また筋症状以外にも呼吸障害，心合併症，関節拘縮，側弯，発育・発達の遅れなどを認める疾患群である．CKは正常から軽度上昇．骨格筋の筋病理像に基づきネマリンミオパチー，セントラルコア病，マルチミニコア病，ミオチュブラーミオパチーなどに分類されるが，一般的には重症度と相関しない．出生時から呼吸障害のため，気管切開，人工呼吸器管理を余儀なくされ，また哺乳障害のため経管栄養や胃瘻造設を要する重症例から，乳幼児期以降，小児から思春期頃に極端な運動能力の低下から気づかれ診断に至るような軽症例まで幅が広い．特異的な治療はなく，

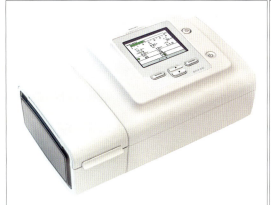
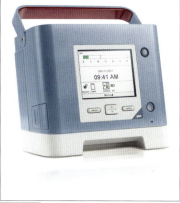
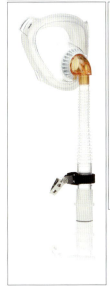
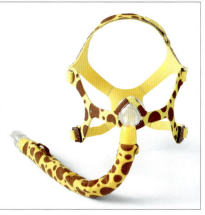

図1.
NPPV本体(a, b)とマスクのサンプル(c, d)
　b：気管挿管・気管切開またはマスクでの呼吸管理が行えるタイプ
　d：小児用のマスク
(写真提供：フィリップス・レスピニクス合同株式会社)

リハビリテーションなどの対症療法と，呼吸障害に対してはNPPVや気管切開による人工呼吸器管理を行う．通常は緩徐に進行性の経過をたどるが，長期にわたり進行しない例や，新生児期に気管切開，人工呼吸管理となったのちに，成長とともに呼吸が改善し人工呼吸器から離脱可能な例もある．我々の施設でも，小学校低学年で人工呼吸器から離脱し，高学年で気管口も閉鎖できた例もある．

重症心身障害児の呼吸障害

厳密な意味で神経筋疾患ではないが，我々小児科医，小児神経科医が診療していくうえで最も多いのが，脳性麻痺などの中枢神経障害による重度心身障害児(者)における呼吸管理である．実際，我々の施設でも在宅人工呼吸管理を行っている慢性呼吸不全患者のほとんどが重度心身障害児(者)であり，多くの症例で耳鼻咽喉科の先生方に気管切開や気管喉頭分離を依頼している．重症心身障害児(者)の場合，多くの呼吸障害の要因が混在しているが，このうち，空気の通り道(気道)が狭いことによる呼吸の難しさ(閉塞性換気障害)と，緊張や変形などにより胸郭や横隔膜の動きが制限されることによる障害(拘束性換気障害)および分泌物(唾液，鼻汁，痰)などによる呼吸の障害が基本的な要因である[7]．重症心身障害児(者)では胃食道逆流(GER)の合併も多く，誤嚥による呼吸障害の原因となる．この場合，十二指腸チューブ栄養や，噴門形成術，胃瘻造設術といった外科的治療も検討する．

呼吸管理の実際

1．NPPV(図1)

NPPVとは気管挿管や気管切開を行わず，鼻マ

表 1．一般的な NPPV 適応として文献上にみられるもの

・意識がよく協力的である
・循環動態が安定している
・気管挿管が必要ではない：気道が確保できている，喀痰の排出ができる
・顔面の外傷がない
・マスクをつけることが可能
・消化管が活動している状態である(閉塞などがない)

(文献 8 より引用，一部改変)

表 2．一般的に NPPV 適応注意または禁忌として文献上にみられるもの

・非協力的で不穏
・気道が確保できない
・呼吸停止，昏睡，意識状態が悪い
・循環動態が不安定，心停止
・自発呼吸のない状態での換気が必要
・最近の腹部，食道手術後
・顔面の外傷，火傷，手術や解剖学的異常でマスクがフィットしない
・2 つ以上の臓器不全がある
・心筋梗塞が起こりつつある，不安定狭心症
・咳反射がない，または弱い
・ドレナージされていない気胸がある
・嘔吐や腸管の閉塞，アクティブな消化管出血がある
・大量の気道分泌物がある，または排痰できない

(文献 8 より引用，一部改変)

スクやフェイスマスクを用いて人と人工呼吸器を接続し換気を行うもので，前述の神経筋疾患による拘束性障害はその適応とされ，とくに DMD においては，急性および慢性呼吸不全に対する治療の第一選択としてガイドラインにも記載されている[5]．長所として，必要時のみに使用できること，会話・食事の制限が少ないことが挙げられる．一方で慢性的な誤嚥や多量の気道分泌物がある場合や，非協力・理解不能な場合は一般的に禁忌とされてきた(表 1, 2)[2)8]．したがって，重度心身障害児(者)の慢性呼吸不全では，NPPV 装着に関して協力が得られず，気道分泌物の増加・咳反射の減弱による排痰困難，胸郭変形，拘縮や舌根沈下，過度の筋緊張の亢進などにより NPPV は一般的な禁忌に合致する．しかし近年では，急性呼吸不全(肺炎，気管支炎)で入院した重症心身障害児(者)の急性呼吸不全に対しての有効性のみならず，慢性呼吸不全に対する有効性の報告もあり，選択肢となり得る[9]．その場合，重症児では開口により鼻マスクが困難な場合が多く，マスクの選択や呼吸器の設定など熟練を要する．重症心身障害児(者)のみならず，脊髄性筋萎縮症をはじめとした神経筋疾患でも言えることであるが，NPPV 適応については導入前に十分な説明を行う必要がある．すなわち，急性期のみ NPPV の使用を想定していても，離脱困難なため永続的に継続せざるを得ない場合があり，在宅 NPPV の継続，さらに 24 時間 NPPV から離脱できず気管切開を行う必要が生じる場合があるためである．実際の NPPV の導入については現在多くのテキストに紹介されており，神経筋疾患における NPPV の適応の参考として石川らの表を示す(表 3)．最新の NPPV ガイドラインでは，神経筋疾患および小児の項を設けて記載されており，疾患ごとの適応例も表示されている[8](表 4)．小児の場合とくにマスクの種類とサイズの選択が重要となる．マスクの圧迫による皮膚障害や変形，成長障害に注意を要する．

2．気管切開，喉頭気管分離による呼吸管理

気管切開は主に上気道閉塞例と人工呼吸器の離脱できない長期挿管例で行われる[2]．長期挿管例の中に神経筋疾患による拘束性換気障害で，NPPV で対応困難となった例も含まれる．重度心身障害児(者)の場合，上気道狭窄による閉塞性換気障害が中心の児では気管切開が著効する．しか

表 3. 神経筋疾患における NPPV の適応

1）睡眠時
- 慢性肺胞低換気症状（肺活量が 30％以下の場合はハイリスク）
- 昼間に酸素飽和度低下（94％以下）または高炭酸ガス血症（45 mmHg 以上）
- ポリソムノグラフで，apnea-hypopnea index（AHI）が 10/時間以上，SpO_2 が 92％未満になることが 4 回以上

2）急性期
- 上気道炎などによる急性呼吸不全増悪，肺炎，無気肺
- 慢性肺胞低換気のウイルス感染時（呼吸筋疲労）
- 抜管（気管挿管や気管切開チューブ）や術後ケア：早期抜管，挿管予防

（文献 10 より引用）

表 4. 長期 NPPV が適応になる主な神経筋疾患

- 筋ジストロフィー：デュシェンヌ型，ベッカー型，肢体型，顔面肩甲上腕型，エメリ・ドレフュス型，先天性（福山型，ウルリッヒ型，強直性脊椎型など）
- 先天性ミオパチー：先天性筋線維不均衡症，ミオチュブラーミオパチー，ネマリンミオパチー，ミニコア病，セントラルコア病
- 代謝性ミオパチー
- 筋強直性ジストロフィー
- ミトコンドリア脳筋症
- ニューロパチー：シャルコー・マリー・トゥース病
- ライソゾーム病：ポンペ病，ムコ多糖症
- 両側性の横隔膜麻痺
- 多発性硬化症
- 脊髄性筋萎縮症（spinal muscular atrophy：SMA）
- 筋萎縮性側索硬化症（amyotrophic lateral sclerosis：ALS）
- ポリオ後症候群
- 重症筋無力症（myasthenia gravis：MG）

（文献 8 より引用）

し，多くの場合は分泌物の流れ込みにより頻回な気管吸引が必要で，特に誤嚥性肺炎を反復している例では，気管切開だけではコントロールが困難であり，喉頭気管分離術の適応となる．我々の施設では，主治医である小児科・小児神経科医が手術適応を判断し，最終的に耳鼻咽喉科医の診察により，気管切開や喉頭気管分離術を行う決定している．とくに喉頭気管分離については，誤嚥の程度をファイバーで評価し，さらに年齢による気管の太さも検討したうえで，喉頭気管分離術の適応があるかと，実際に安全に手術可能かを判断している．

重度心身障害児（者）の場合，劇的な効果を示す例も多く，上気道狭窄と繰り返す誤嚥性肺炎により人工呼吸器から離脱できなくなった例でも，気管喉頭分離術後には呼吸器から離脱できる場合もあり，誤嚥性肺炎を繰り返し年に何度も入院を必要とした例でも，ほとんど入院しなくなる場合も多い．カニューレはカフの有無，大きさ（径・長さ）・カーブの角度・材質・吸引孔の違いなどにより多種類存在するので，個々の状況にあったものを選択する[10]．

3．エアウェイ

重度心身障害で上気道狭窄を認める患者の中には，経鼻エアウェイで呼吸状態の改善を認める例がある．いくつかの種類が市販されているが，小児用の柔らかくて適切な長さに切除し調節可能な商品を，我々の施設では活用している．狭窄部位をファイバーにて確認し，エアウェイの先端位置を決定している．著効例もあるが，分泌物が多い患者では，すぐに詰まってしまうなど無効なことも多い．将来的に進行の可能性が高い症例や分泌物が多く誤嚥性肺炎を繰り返す症例では，早めの気管切開や喉頭気管分離も検討するべきである．

症例提示

当院では現在 44 人の在宅人工呼吸管理の患者

がいる．多くは重度心身障害児(者)で気管切開または気管切開＋喉頭気管分離による終日人工呼吸器の例であるが，最後にミオパチー，NPPV 導入中の 1 症例を参考までに提示する．

症例は 18 歳女性．乳児期より体重増加不良あり．8 歳頃よりるいそうのため多施設で精査を受けたが原因不明であった．徐々に筋力も低下し側弯も進行していた．12 歳時にマイコプラズマ感染を契機に呼吸困難が増悪し，当院に緊急入院し気管挿管，人工呼吸管理となった．肺炎が軽快し抜管したが，呼吸状態悪化のため再挿管となった．抜管時から NPPV を開始としたところ抜管可能であった．徐々にマスクを外す時間を長くしていき，夜間のみ NPPV として退院した．緩徐進行性の呼吸筋を含む筋力低下の経過から筋ジストロフィーまたはミオパチーを疑い，後日筋生検でミトコンドリアミオパチー(ミトコンドリア脳筋症)と確定した．15 歳頃から日中の呼吸苦も出現したため，日中の経鼻酸素と夜間 NPPV とした．現在も夜間 NPPV(フィリップス　トリロジー 200 plus：呼吸回数 15 回，吸気時間 0.6 秒，IPAP15，EPAP5)と昼間の経鼻酸素投与を行い，経過は良好である．

文献

1) Panitch HB：The pathophysiology of respiratory impairment in pediatric neuromuscular diseases. Pediatrics, **123**：S215-218, 2009.
2) 渡辺美緒：神経筋疾患の呼吸管理．小児耳，**34**：268-272, 2013.
   Summary　神経筋疾患の呼吸障害の病態と施設での取り組みを述べている．
3) Finkel RS, Mercuri E, Darras BT, et al：Nusinersen versus Sham Control in Infantile-Onset Spinal Muscular Atrophy. N Engl J Med, **377**：1723-1732, 2017.
4) 小牧宏文：筋疾患(Duchenne 型筋ジストロフィー，脊髄性筋萎縮症)．小児科診療, **81**：85-91, 2018.
   Summary　Duchenne 型筋ジストロフィー，脊髄性筋萎縮症の診断と治療について最新のトピックスを記載している．
5) 「デュシェンヌ型筋ジストロフィー診療ガイドライン」作成委員会(編)：デュシェンヌ型筋ジストロフィー診療ガイドライン．南江堂, 2014.
6) 木村　円, 中村治雅：患者登録 Remudy：Registry of Muscular Dystrophy. 医学のあゆみ, **259**：119-124, 2016.
7) 岡田喜篤(監), 小西　徹, 井合瑞江, 石井光子ほか(編)：重症心身障害療育マニュアル．医歯薬出版, 2015.
8) 日本呼吸器学会 NPPV ガイドライン作成委員会(編)：NPPV(非侵襲的陽圧換気療法)ガイドライン(改定改定第 2 版)．南江堂, 2015.
9) 田辺　良：重症心身障害児(者)における NPPV(非侵襲的陽圧換気療法)実施状況の全国調査結果．日本重症心身障害学会誌, **38**：45-50, 2013.
   Summary　重症児(者)への NPPV 全国調査を行い，多くの施設で導入され有用性も認められているが，合併症の対応や倫理的側面の検討も必要としている．
10) 石川悠加, 石川幸辰：筋疾患の呼吸管理．小児内科, **44**：1542-1545, 2012.
11) 仲野敦子：気管切開の適応と管理．小児内科, **45**：101-104, 2013.

好評書籍

睡眠からみた認知症診療ハンドブック
―早期診断と多角的治療アプローチ―

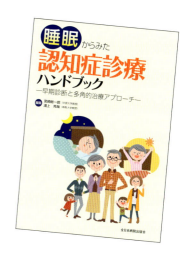

編集 宮崎総一郎（中部大学教授）
　　　浦上　克哉（鳥取大学教授）

B5判　146頁
定価（本体価格 3,500円＋税）
2016年9月発行

認知症や脳疾患の予防には脳の役割を知り，適切な睡眠を確保することが重要であり，睡眠の観点から認知症予防と診療に重点をおいてまとめられた1冊！！

目 次

Ⅰ 総 論
1. 睡眠とは ……………………………… 宮崎総一郎
2. 認知症とは …………………………… 浦上克哉
3. 健やかに老いるための時間老年学 …… 大塚邦明
4. 認知症の基礎研究 …………… 遠山育夫，加藤智子

Ⅱ 各 論
1. 睡眠障害と認知症 ……… 小曽根基裕，堀地彩奈，伊藤 洋
2. 睡眠呼吸障害と認知症 …… 北村拓朗，宮崎総一郎，鈴木秀明
3. 昼寝と認知症 ………………………… 林 光緒
4. 光と認知症 ………… 宮崎総一郎，大川匡子，野口公喜
5. 聴力低下と認知症 …………… 内田育恵，杉浦彩子
6. においと睡眠 ………………… 白川修一郎，松浦倫子

Ⅲ 診 断
1. 認知症の早期診断 …………………… 浦上克哉
2. 認知症の嗅覚検査 …………………… 三輪高喜
3. 嗅覚障害からみた認知症早期診断 … 宮本雅之，宮本智之
4. 認知症の臨床検査 …………………… 河月 稔
5. アルツハイマー型認知症のバイオマーカー … 高村歩美

Ⅳ 治 療
1. 認知症の治療総論 …………………… 浦上克哉
2. 睡眠衛生指導
　―地域における sleep health promotion と施設での睡眠マネジメント―
　　　　　　　　　　　　　　……… 田中秀樹，田村典久
3. 薬物療法 …………… 長濱道治，河野公範，堀口 淳
4. 運動による認知症予防 … 白木基之，田中弘之，田嶋繁樹，福井壽男，西野仁雄
5. 口腔衛生と認知症予防 …………… 植田耕一郎

 全日本病院出版会
〒113-0033　東京都文京区本郷 3-16-4　Tel：03-5689-5989
http://www.zenniti.com　　　　　　　Fax：03-5689-8030

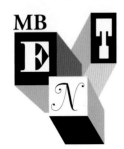

◆特集・子どもの睡眠・呼吸障害—病態・合併症・治療—

小児鼻呼吸障害の睡眠および成長への影響

池田このみ*1　千葉伸太郎*2

Abstract　鼻呼吸障害は小児 OSA のリスクファクターである．小児の鼻腔抵抗値は鼻疾患にて上昇するが，OSA 合併群（0.70±0.57pa/cm³/sec）は，OSA 非合併群（0.56pa/cm³/sec）に比べて有意に上昇していた．自験例でも，小児の鼻腔抵抗値と PSG のパラメーター（AHI，呼吸イベント関連覚醒，OD90%など）との間に有意な相関を認めた．さらに，アデノイド・口蓋扁桃摘出術（AT）を施行した患者の 2 年後の顎顔面形態の検討では，OSA に対して AT を施行した群は SNA，SNB，Fx の有意な増加を認めたが，習慣性扁桃炎や中耳炎に対して AT を施行した症例では変化は認めなかった．鼻呼吸障害は口呼吸を介して下顎の後退や上顎の発育抑制をきたす．OSA 児の鼻呼吸障害に対する早期介入と継続治療を心がけ，将来的な成人 OSA 発症予防を考慮したマネージメントを行うことが重要である．

Key words　睡眠呼吸障害(sleep disordered breathing)，鼻呼吸障害(nasal airway obstruction)，アレルギー性鼻炎(allergic rhinitis)，口呼吸(oral respiration)，顎顔面形態の成長(orofacial growth development)

はじめに

小児の上気道の解剖学的な構造は成人と比較し，喉頭の位置が高く，軟口蓋と喉頭蓋の距離が短く，咽頭が低く，無意識化の呼吸経路としては鼻呼吸が優先される．幼少であればあるほどその傾向は強く，鼻呼吸障害が軽度でも努力性呼吸をきたす[1]．新生児から乳児にかけて，母乳の吸啜・嚥下運動と鼻呼吸は一連の運動として同期し発達し，生後 6 ヶ月を過ぎると咀嚼運動も加わりさらに複雑な運動となる．顎顔面を構成する上気道周囲筋は呼吸時の開大と発声・嚥下時の収縮虚脱という相反する機能を持つが，これら上気道周囲筋の発達および顎顔面形態の成長にも鼻呼吸は大きくかかわっている．これは単に解剖学的な問題だけでなく，呼吸換気応答や上気道筋の筋トーヌスのバランスなど，生理学的な発達にも影響し，鼻呼吸が障害されることによりシステムが破綻し，口呼吸経路による代替や睡眠呼吸障害(SDB)が出現する．感冒やアレルギー性鼻炎をはじめ，短期的な鼻呼吸障害であれば影響は少ない可能性があるが，ここに遺伝的な要素が加わると，もともと脆弱なシステムに与えるインパクトは大きい[2]．慢性副鼻腔炎などの鼻疾患や，鼻腔形態，アデノイド肥大など長期にわたり持続する鼻呼吸障害では，不可逆性の影響も懸念され，学業不振や認知・行動面の問題，そして身体の成長障害などの発育・発達に影響を及ぼすこと，また顎顔面形態の成長を妨げることにより将来的な成人のSDB のリスクを形成する．

---

*1 Ikeda Konomi，〒201-8601　東京都狛江市和泉本町 4-11-1　東京慈恵会医科大学附属第三病院耳鼻咽喉科，助教
*2 Chiba Shintaro，〒105-8461　東京都港区西新橋 3-25-8　東京慈恵会医科大学附属病院耳鼻咽喉科学教室，客員教授・非常勤診療医長／〒210-0024　神奈川県川崎市川崎区日進町 1-50　太田総合病院附属太田睡眠科学センター，所長

小児のSDBのほとんどは閉塞性睡眠時無呼吸症(obstructive sleep apnea；OSA)であり，現在の治療の第一選択は手術加療であるが，患者に対するマネージメントには我々医療者がどこまで病態を把握し，手術加療を含めた鼻呼吸障害に対する治療を長期にわたり適切に行えるかが，将来的な成人のSDBの発症を予防する要となる．本稿では，小児の鼻呼吸障害が小児の顎顔面形態の成長やOSAの重症度に及ぼす影響を，自験例の結果を含めて述べる．

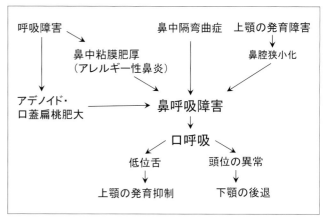

図 1. 鼻呼吸障害が下顎の発育に影響を与えるメカニズム
（文献 7 より改変）

鼻呼吸障害の睡眠への影響

1. 鼻腔抵抗上昇と顎顔面形態発育の関連

1）アカゲザルの鼻呼吸障害実験

1980年代，Harvoldらのグループ[3)～5)]は2～6歳のアカゲザルを用いて，鼻腔に円錐型の軟らかい中空の鼻腔抵抗プラグを挿入・縫合固定し，鼻腔抵抗を高めた状態での3年間の観察を行い，開口呼吸が顎顔面形態の発育に及ぼす影響を報告した．結果は，鼻腔抵抗の異常な上昇は，口腔の成長を阻害し，異常な上顎，下顎の劣成長を招いた．そして，それに伴い二次性に軟組織の代償性の変化や顎位のずれや舌の位置の偏位を認めた．また，上気道を構成する筋群であるオトガイ舌筋やオトガイ舌骨筋の筋活動を計測したところ，コントロール群にはみられない異常な筋電図リズムが鼻腔抵抗を高めた群で認められ，その筋緊張パターンは，鼻腔抵抗プラグが外されるとゆっくりと消失し，正常のコントロール群とほぼ同じ状態となった．開口呼吸の環境下では舌を前に突出させ，下顎を前方に突き出す気道確保のための筋緊張が高まっている可能性が示唆された．ただし，この現象は浅い麻酔下では残存するものの，麻酔を深くかけた環境下では消失するため，睡眠環境下では睡眠時無呼吸の原因となるであろうと述べている．また，鼻腔抵抗プラグが外された後，開口呼吸はほとんどの個体でなくなったが，一部の個体ではプラグを抜去し鼻腔抵抗が解除された後も約1年間もの間，開口呼吸が残存した．その後，その個体では正常な口唇閉鎖が認められるようになったが，顎顔面骨格形態の変化は不可逆性であった．

2）鼻呼吸障害と睡眠呼吸障害（SDB）の関係

Guilleminaultら[6)]は，鼻呼吸障害が上気道を構成する軟組織および骨格の変化を招き，上気道の虚脱性を助長する可能性を示唆している(図1)[7)]．さらに，発達段階にある小児の場合，鼻呼吸障害による開口呼吸は顎顔面形態の正常な発達を阻害し，小児OSAの要因となる可能性を示唆している．解剖学的な問題だけでなく，上気道開大筋の神経筋活動，覚醒閾値，呼吸換気応答など，上気道の機能，呼吸中枢の特性にもかかわってくることが，近年徐々に明らかになりつつある．White ら[8)]は非肥満の成人に対してリドカイン噴霧による鼻腔粘膜麻酔下でのPSGを行い，鼻腔抵抗が増加していない環境下で明らかな呼吸イベントの増加を認めた．これはTangelら[9)]が報告した鼻粘膜の圧受容体のレセプターが鼻腔内のフローを感知し上気道筋群に直接的に作用しているという仮説と一致し，睡眠中の鼻呼吸障害の生理神経学的な関与の可能性を示唆している．また，Zwillich[10)]やLavie[11)]らは，バルーンやテープによる鼻腔抵抗負荷により覚醒反応の増加，徐派睡眠の減少および呼吸イベントの増加(中枢性も含む)を認めた．Valipour[12)]は正常な鼻呼吸は上気道の安定性に非常に重要であり，睡眠中に正常の鼻呼吸が障害されると，呼吸中枢を刺激する効果が減弱し，上気

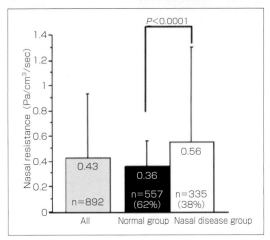

図 2. 日本人小児（小学生）の鼻腔抵抗値（正常群と鼻疾患群の比較：文献 15 より改変）

道の機能にもアンバランスさが生じ，結果的に睡眠中の呼吸の不安定化を招く可能性を示唆している．アレルギー性鼻炎は近年小児 OSA に対するリスクファクターとして重要視されており，OSA 患者の高い合併率も報告されている[13)14)]．単純に鼻閉による閉塞機転が働くことで SDB を起こすのではなく，炎症メディエーターであるサイトカインの関与が睡眠障害に直接影響している可能性も注目されている．

成人であっても鼻呼吸障害の睡眠に対する影響が短期間で認められるということから，解剖学的および生理的な発達途上にある小児の鼻呼吸障害が長期間にわたって負荷された場合にはそれらの影響はかなりのインパクトを持つことが推測できる．

はたして日本人の小児にも同様の傾向がみられるのだろうか．

小林らのグループは，日本人の小児 892 例（小学 1～6 年）での坐位の鼻腔抵抗値を測定した結果，鼻疾患のない正常群で平均 0.36 pa/cm³/sec（100 pa），何らかの鼻疾患がある群の平均値は 0.56 pa/cm³/sec（100 pa）と報告している（図 2）[15)]．慢性副鼻腔炎や鼻中隔弯曲症に比べて，アレルギー性鼻炎を疑う鼻疾患での鼻腔抵抗値が高い傾向がみられた[16)]．また，携帯型 PSG が施行された 152 人の小学生を鼻疾患の有無と OSA の有無（O-AHI＜4 をなしと判定・O-AHI≧4 でありと判定）で比較した結果（表 1），鼻疾患があり OSA がある群での平均鼻腔抵抗値（0.70±0.57 pa/cm³/sec（100 pa））は鼻疾患があるも OSA がない群（0.59±0.30 pa/cm³/sec（100 pa））に比べて高値であった．これは，鼻呼吸障害が本邦の小児 OSA のリスクファクターであることを示唆する報告である．

ここで自験例を提示する．2003～08 年までに太田睡眠科学センターにて夜間睡眠ポリグラフ検査を行い OSA と診断された小児 222 例（男児 165 人，女児 57 人，平均年齢 7 歳，平均 AHI：8.6/hr）のセファログラム（図 3，表 2），鼻腔抵抗値およびを鼻腔抵抗値と終夜睡眠ポリグラフ検査（PSG）パラメーターとの関連性を後ろ向きに検討した結果を表に示す（図 4）．自験例から測定された小児 OSA の鼻腔抵抗値は正常に比べて上昇している．また，鼻腔抵抗値と PSG のパラメーターを検討した結果によると（図 5），鼻腔抵抗値と小児 OSA 重症度を示す AHI，OD90％，R-Arl，stage 1 の睡眠段階との間に有意な相関が認められた．これらは，Rizzi らが 44 人の小児 OSA 患者に関して鼻

表 1. 本邦における小児（小学生）の鼻腔抵抗値と小児 OSA の関係
（携帯型 PSG を用いて：正常群と鼻疾患群の比較）

	コントロール群（症例数）	鼻腔抵抗値 (Pa/cm³/s) [平均±SD]	鼻疾患群（症例数）	鼻腔抵抗値 (Pa/cm³/s) [平均±SD]
合計	87		65	
OSA なし (O-AHI＜4)	82	0.40±0.20	61	0.59±0.30
OSA あり (O-AHI≧4)	5	0.40±0.26	4	0.70±0.57

（文献 16 より改変）

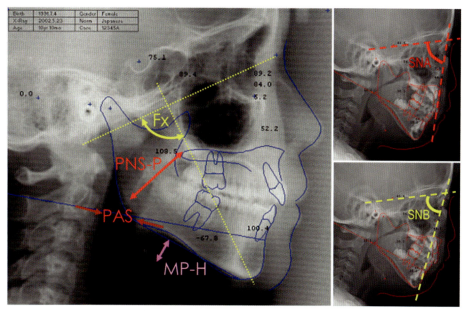

図 3. セファログラム解析（Fx：Ricket's 法，SNA，SNB：Downs-Northwestern 法）

表 2. 小児 OSA 患者の顎顔面形態

	小児 OSA 患者（n＝222）	日本人の平均値（根津ら）
SNA（上顎の発達）	81.9±4.0°（−1 SD＞19.8％）	81.36±3.29°（7 歳 8 ヶ月±1.2）
SNB（下顎の発達）	75.2±4.3°（−1 SD＞29.0％）	76.20±2.89°（7 歳 8 ヶ月±1.2）
Facial-axis（下顎の成長方向）	83.2±5.6°（−1 SD＞43.3％）	86.0±3.0°（9 歳未満）
MP-H（舌骨の位置）	11.1±6.7 mm	
PAS（舌根部気道の奥行き）	14.0±4.5 mm	
PNS-P（口蓋垂の長さ）	31.3±5.9 mm	

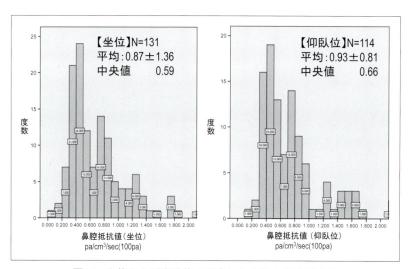

図 4. 坐位および仰臥位で測定した小児の鼻腔抵抗値

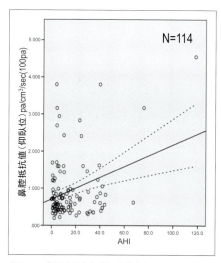

図 5. 鼻腔抵抗値（仰臥位）と AHI の相関

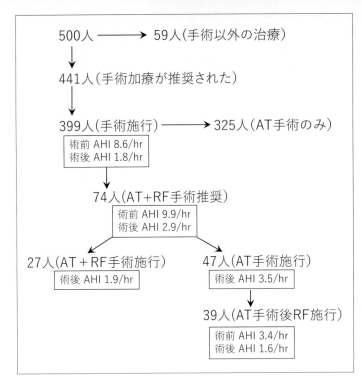

図 6.
AT 後の残存する OSA に対し高周波ラジオ波（radiofrequency；RF）による下甲介減量術を追加することにより改善をみた
（文献 18 より）

腔抵抗値と PSG パラメーターの相関を認め，ROC 解析にてカットオフ値 0.59 pa/cm^3/sec において感度 91％，特異度 96％を示した結果と一致する[17]．

3）小児 OSA への治療介入と残存する鼻呼吸障害へのフォローアップ

Sullivan ら[18]は，小児 OSA の診断にてアデノイド切除術および口蓋扁桃摘出術（adenoidectomy & tonsillectomy；AT）を施行した 399 人の小児患者（平均年齢 6.2±1.2 歳）を検討し，術前に下甲介の腫脹により鼻呼吸障害が疑われた 74 人の中でラジオ波（radiofrequency；RF）による下甲介減量術を同時に施行することを推奨した．実際に下甲介減量術を施行した群（27 人）は施行しなかった群（47 人）に比べて術後の AHI が有意に改善し，もともと下甲介の腫脹がみられなかった群とほぼ同程度の改善を認めた．興味深いのは，RF による下甲介減量術を当初施行しなかった群の 47 人中 39 人が追加治療で RF を施行されたのだが，その結果，下甲介の腫脹がみられなかった群と同様の AHI の改善を認めた（図 6）．つまり，小児 OSA に対する治療は AT のみでは不十分である場合があり，鼻呼吸障害に対する追加治療を行うことが重要と考えられる．

2002 年 4 月～2007 年 3 月までに太田睡眠科学センターにて診察した，閉塞性睡眠時無呼吸または習慣性扁桃炎の小児患者でセファログラムを施行し，初回および 2 年後の顎顔面形態の成長を評価し得た 58 症例を検討した．セファログラムの項目として，Facial axis（下顎の成長方向），SNA（上顎の大きさ），SNB（下顎の大きさ）を評価した．SDB の有無および手術加療の有無によって 3 つのグループに分けた（表 3）．

SDB で手術を施行したグループ 1 では，上顎の大きさの指標である SNA の値が，手術治療介入前後で有意に上昇したが，小児 OSA と診断されたものの何らかの事情で手術をしなかった群（グループ 2：コントロール群）と（習慣性扁桃炎で手術を施行したグループ 3）では変化はみられなかった（図 7）．下顎の大きさの指標である SNB でも SNA の結果と同様の傾向がみられた（図 8）．下顎の成長方向を示す指標である Fx も，グループ 1 の手術施行群では 82.7°から 84.3°に有意に増加した（図 9）．特徴的なのが，小児 OSA 群で手術を施行したグループ 1 の治療介入前の Fx がグループ 2 および 3 に比べて有意に小さく，術後は標準値に近づく傾向がみられたという点である．Fx は 9 歳以降は特に終生変化しない値であるにもか

表 3. 小児 OSA 患者と習慣性扁桃炎患者の顎顔面形態の治療介入 2 年後の変化

	SNA（平均値）	SNB（平均値）	Facial axis（Fx）（平均値）
グループ 1 ［SDB あり，手術施行あり］ （n＝21，平均年齢 5.57 歳）	80.8°⇒84.0°*	75.6°⇒77.7°*	82.7°⇒84.3°*
グループ 2* ［SDB あり，手術なし］ （n＝8，平均年齢 5.50 歳）（コントロール群）	81.7°⇒82.3°	77.3°⇒77.7°	85.8°⇒84.3°
グループ 3 ［SDB なし，手術施行あり］ （n＝29，平均年齢 5.03 歳） *習慣性扁桃炎にて手術施行	82.4°⇒82.4°	76.9°⇒77.2°	85.7°⇒86.2°

*$P<0.01$ で有意差あり

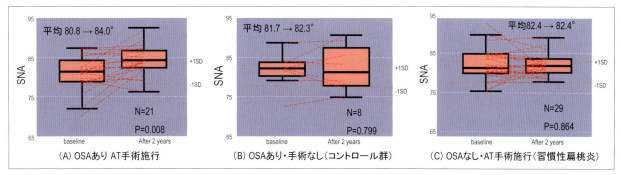

図 7. 小児 OSA 患者と習慣性扁桃炎患者の治療介入 2 年後の SNA の変化

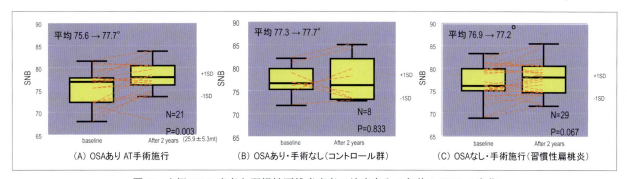

図 8. 小児 OSA 患者と習慣性扁桃炎患者の治療介入 2 年後の SNB の変化

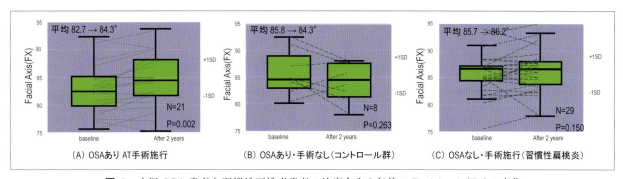

図 9. 小児 OSA 患者と習慣性扁桃炎患者の治療介入 2 年後の Facial axis（Fx）の変化

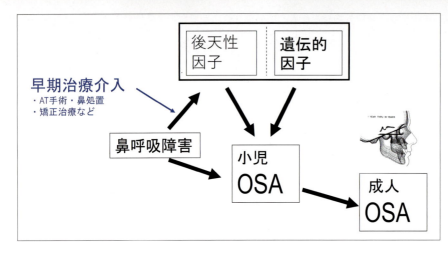

図 10.
小児 OSA に対する鼻呼吸障害への早期治療介入が成人 OSA の予防になる

かわらず,術後2年間での急激なキャッチアップする傾向がみられたということは,Guilleminault らの仮説と一致する.習慣性扁桃炎で手術をした症例 29 例の術前の平均 Fx は 85.7°であり,年齢のほぼ標準値であったが,術後2年での Fx ではほぼすべての症例で変化を認めなかった.いくつかの症例で Fx の増加を認め,術後は 86.2°と軽度上昇を認めた.また,小児 OSA を認めているものの,手術を施行しなかった症例の2年後の指標 Fx は,上記2つのグループとは反対に,Fx の減少を認めた.これらの群は,術前の Fx が標準値にほぼ一致する点,また手術を施行しなかったという点から,軽症の OSA が含まれていた可能性,また,中山らの報告[19]にもあるように症状に季節性の変動がみられていた可能性が考えられる.

睡眠呼吸障害(SDB)の成長への影響

上記に述べた鼻呼吸障害が誘因となって発症した SDB は小児の心身の発育に影響する.谷池ら[20]は本邦での未就学児の OSA 患者ではやせ型が多いという結果が得られている.特に AHI が高度な重症 OSA ではやせの傾向が強いが,年齢が上がるにつれて肥満の子どもの割合が上昇し,肥満傾向の小児 OSA は9歳以降にみられると鈴木らは報告[21]している.成長ホルモンの分泌のピークは第一周期の深睡眠(徐派睡眠)にあり,そのため,重症の SDB で深睡眠の出現が抑制されている場合は,身体発育が遅延すると考えられているが[22],AT 手術介入後にインスリン様成長因子 (IGF-1)が上昇したとの報告[23]がある一方で,IGF-1 が低値を示す認知機能に問題がある OSA 患者もおり[24],成長ホルモンの関与については一定の見解が得られていない.また,成長ホルモンだけでなくその他の代謝ホルモン分泌や機能の関与,呼吸努力の増大によるエネルギー消費などいくつかの要因が関与して,結果として成長障害が生じていると考えられている.手術加療や保存治療などの治療介入を早期に行うことで,SDB が解消され,睡眠の持つ本来の代謝や成長期にかかわるホルモン分泌や機能が回復していくことにより,患者がもともと持つ正常な身体発育を取り戻していくと考えられている.

おわりに

我々耳鼻咽喉科医は日常の診療の中で小児の鼻呼吸障害に直接アプローチできる唯一の専門家である.鼻腔内の状態,開口呼吸の有無および保護者からの夜間や日中の情報から,鼻呼吸障害の先にある SDB を解剖学的な問題だけでなく上気道周囲筋の虚脱性や呼吸生理学的な病態をふまえてアセスメントし,患者の顎顔面形態や心身の発達にも深く影響していくことを視野にいれ,早期介入を心がけ,小児科や口腔外科,矯正歯科など他科と連携しながら,将来的な成人 OSA 発症予防を考慮したマネージメントをしていけるか,ということが重要なポイントである(図10).小児 OSA の治療戦略の中で,根気強い鼻呼吸改善治療を担う我々の責務は大きい.

参考文献

1) Konno A, Togawa K, Hoshino T : The effect of nasal obstruction in infancy and early childhood upon ventilation. The Laryngoscope, **90** : 699-707, 1980.
2) Lavie P, Rubin AE : Effects of nasal occlusion on respiration in sleep. Evidence of inheritability of sleep apnea proneness. Acta Otolaryngol, **97** : 127-130, 1984.
3) Harvold EP, Tomer BS, Vargervik K, et al : Primate experiments on oral respiration. Am J Orthod, **79** : 359-372, 1981.
4) Miller AJ, Vargervik K, Chierici G : Experimentally induced neuromuscular changes during and after nasal airway obstruction. Am J Orthod, **85** : 385-392, 1984.
5) Vargervik K, Miller AJ, Chierici G, et al : Morphologic response to changes in neuromuscular patterns experimentally induced by altered modes of respiration. Am J Orthod, **85** : 114-118, 1984.
6) Guilleminault C, Huang YS : From oral facial dysfunction to dysmorphism and the onset of pediatric OSA. Sleep Med Rev, **40** : 203-214, 2018.
7) Guilleminault C, Lee JH, Chan A : Pediatric obstructive sleep apnea syndrome. Arch Pediatr Adolesc Med, **159**(8) : 775-785, 2005.
8) White DP, Cadieux RJ, Lombard RM, et al : The effects of nasal anesthesia on breathing during sleep. Am Rev Respir Dis, **132** : 972-975, 1985.
9) Tangel DJ, Mezzanotte WS, White D : Influence of sleep on tensor palatini EMG and upper airway resistance in normal men. J Appl Physiol(1985), **70**(6) : 2574-2581, 1991.
10) Zwillich CW, Pickett C, Hanson FN, et al : Disturbed sleep and prolonged apnea during nasal obstruction in normal men. Am Rev Respir Dis, **124** : 158-160, 1981.
11) Lavie P, Fischel N, Zomer J, et al : The effects of partial and complete mechanical occlusion of the nasal passages on sleep structure and breathing in sleep. Acta Otolaryngol, **95** : 161-166, 1983.
12) Valipour A : The role of the nose in obstructive sleep apnea : A short review. Pneumologie, **68**(06) : 397-400, 2014.
13) Young T, Finn L, Kim H, et al : Nasal obstruction as a risk factor for sleep- disorder breathing. J Allergy Clin Immunol, **99**(2) : 757-762, 1997.
14) Cao Y, Wu S, Zhang L, et al : Assocoation of allergic rhinitis with obstructive sleep apnea : A meta-analysis. Medicine, **97**(51) : 1-8, 2018.
Summary 44編の報告，6,086人のデータに基づいたアレルギー性鼻炎とOSAの関連をメタ解析した結果，小児OSA患者は40％以上にアレルギー性鼻炎を合併しており，OSAを合併しない小児に比べてオッズ比は2.12となった．
15) Kobayashi R, Miyazaki S, Karaki M, et al : Measurement of nasal resistance by rhinomanometry in 892 Japanese elementary school children. Auris Nasus Larynx, **38** : 73-76, 2011.
16) Kobayashi R, Miyazaki S, Karaki M, et al : Nasal resistance in Japanese elementary school children : determination of normal value. Acta Otolaryngol, **132** : 197-202, 2012.
17) Rizzi M, Onorato J, Andreoli A, et al : Nasal resistances are useful in identifying children with severe obstructive sleep apnea before polysomnography. Int J Pediatr Otorhinolaryngol, **65**(1) : 7-13, 2002.
18) Sullivan S, Li K, Guilleminault C : Nasal obstruction in children with sleep-disordered breathing. Ann Acad Med Singapore, **37**(8) : 645-648, 2008.
19) Nakayama M, Koike S, Kuriyama S, et al : Seasonal variation in a clinical referral pediatric cohort at risk for obstructive sleep apnea. Int J Pediatr Otorhinolaryngol, **77**(2) : 266-269, 2013.
20) 谷池雅子，加藤久美：小児閉塞性睡眠時無呼吸症候群―骨格構造と肥満―．The LUNG perspectives, **18** : 245-248, 2010.
21) 鈴木雅明，三枝華子：小児睡眠時無呼吸症候群．小児耳, **26**(1) : 82-87, 2005.
22) 千葉伸太郎，足川哲夫，森脇宏人ほか：小児の扁桃肥大における睡眠呼吸障害が成長ホルモン分泌に与える影響についての検討．日耳鼻, **101** : 873-878, 1998.
23) Bar A, Tarasiuk A, Segev Y, et al : The effect

of adenotonsillectomy on serum insulin-like growth factor-I and growth in children with obstructive sleep apnea syndrome. J Pediatr, **135** : 76-80, 1999.

24) Gozal D, Sans Capdevila O, McLauhlin Crabtree V, et al : Plasma IGF-1 levels and cognitive dysfunction in children with obstructive sleep apnea. Sleep Med, **10** : 167-173, 2009.

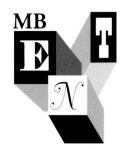

◆特集・子どもの睡眠・呼吸障害─病態・合併症・治療─

小児睡眠呼吸障害
─保存的療法─

中山明峰[*1] 中島隆敏[*2]

Abstract
1. 小児 OSA 治療の第一選択は外科的治療であるが，保存療法が効果を示す症例もあり，手術に迷った際には試みる必要性がある．
2. 小児 OSA は季節的変動がみられる．症状が悪化しやすい冬～春期に発生した場合，保存療法を行い，夏期に症状改善する場合がある．
3. 保存療法は主にステロイド鼻スプレーを用いるが，顎顔面が関与する場合，医科歯科連携で治療にあたる必要性がある．

Key words 小児(children)，睡眠時無呼吸症(sleep apnea disorder)，季節(season)，薬物(medication)，ステロイド(steroid)，顎顔面(cranial facial)

はじめに

成人のいびきは閉塞性睡眠時無呼吸症(OSA)の可能性を示唆することは，一般にも周知されるほど医学知識として普及してきた．しかしながら，小児については未だ明確なガイドラインはなく，医療者間でもその診断と治療に迷いがみられる．それどころか，軽視する医療者が少なからずいて，相談する患者の保護者が戸惑うエピソードを耳にする．

米国小児科学会は小児 OSA のガイドライン[1]に，治療の第一選択は手術と述べている．一方，小児の手術におけるリスクも示されており，実際近年小児 OSA の扁桃摘出術・アデノイド切除術は非罹患児よりも術後合併症を伴いやすいと報告されている[1)2)]（表 1）．手術適応を検討する場合，OSA より受ける不利益と手術のリスクを考慮しないといけない．そのため，合併症などと手術適応に悩む場合，保存療法で経過観察する方法がある．

表 1．小児術後合併症のハイリスク因子
米国小児科学会で報告された小児術後合併症のハイリスク因子の詳細を示す

- 3 歳以下
- 重症睡眠時無呼吸症候群
- 睡眠時無呼吸症候群の影響による心疾患
- 発育障害
- 肥満
- 未熟児
- 呼吸器感染
- 頭蓋顔面奇形
- 神経筋障害

(American Academy of Pediatrics, 2002)

季節変動に対する考慮

冬期は小児が頻繁に上気道感染に罹患する時期であり，春期はアレルギー性疾患が増加する．それに伴う上気道疾患のためか，耳鼻咽喉科には

[*1] Nakayama Meiho, 〒467-8602 愛知県名古屋市瑞穂区瑞穂町川澄 1　名古屋市立大学病院睡眠医療センター長
[*2] Nakajima Takatoshi, 〒573-0046 大阪府枚方市宮之下町 7-22 ABC センター 1 階　なかじま歯科クリニック，副院長

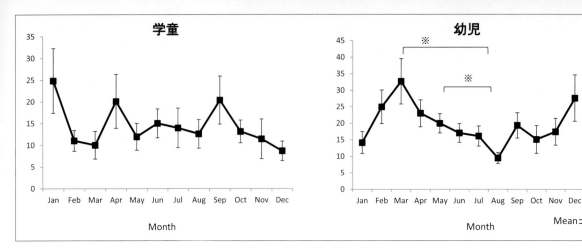

図 1. 小児 AHI の季節変動
小児 OSA の季節による変動を示す．左は学童，右は幼児．幼児は季節変動が激しいことがわかる

OSA の小児患者が増加する．図1の如く，学童になると季節による変動は軽減するが，6歳までの幼児は季節による無呼吸低呼吸指数の変動が激しく，最も悪化する月は3月であり，最も改善するのは8月であることがわかった[3]．その時期の睡眠検査値は悪化しやすいことを念頭におき，場合によっては保存療法を検討するべきである．

保存療法の適応と注意点

1. 年齢に配慮し症状が持続的かどうか

小児 OSA の年齢ピークは5歳前後であり，小学生になると減少する．例えば3歳児であればその後も症状が悪化する可能性があるため，外科的治療を優先的に考える．一方，それまでなかった症状が5歳以降に現れる場合，症状が一過性の可能性があり，保存療法を検討する．2歳以下の患児の場合，手術リスクを考えると保存療法で経過観察し，2歳以上になるまで保存療法を行うことも一手段である．

2. 睡眠検査結果による判断

世界的に小児 OSA の手術適応については曖昧であり，確立されたものはない．無呼吸低呼吸指数5以上を手術適応とする指標が報告されているが，当施設では季節変動のことを考慮し，無呼吸低呼吸指数5～10の間をグレーゾーンとし，無呼吸低呼吸指数10以上を積極的に手術する方針としている．過去の経験で，グレーゾーン症例は経過観察し，6ヶ月後の再検査では約8割の症例は保存療法で改善している．

3. 著明な上気道狭窄がない

明白な扁桃肥大やアデノイド増殖が著明ではない場合，小児 OSA には他の因子が隠れている場合がある．そのような症例は術後に症状が改善せず，医療トラブルの原因となる可能性がある．手術適応判断に迷った際に保存療法でいったん経過観察を行い，経時的に再検査を行い，その結果に応じて治療方針を変えることを勧める．上気道粘膜に狭窄がみられず保存療法に反応しない場合，顎顔面の異常を念頭におく必要がある．

4. 保護者が手術に消極的

当施設には他院で手術を勧められたが，保護者は他の治療方法はないかとセカンドオピニオンを求めて受診されることを経験する．近年，小児の保護者は手術を避けたい感情を強く持っている印象がある．なぜ手術が必要か満足する説明を受けられないため，誤解が生じる事例も見受ける．患児の保護者とは十分なインフォームドコンセントを行い，保護者の同意が得られない場合，一度保存療法を行い，経過観察することも重要である．

5. 保存療法後必ず再検査

保存療法は決してすべての手術効果を補うことができる治療ではない．保存療法で一過性に症状が抑制されても，経過観察中に症状が再発することもしばしばみられる．保存療法の方針を決めた際に，保護者には治療後再度睡眠検査を行うことを説明することを勧める．

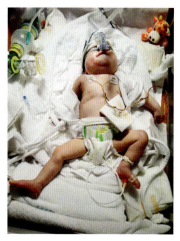

図 2. 陽圧呼吸療法を行う小児
陽圧呼吸装置を使用するOSA小児を示す

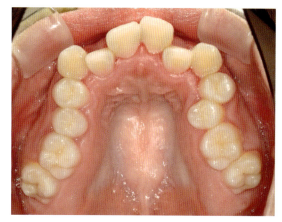

図 3. 上顎狭窄歯列症例

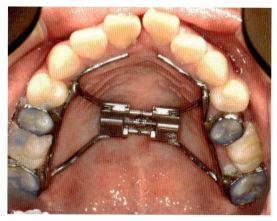

図 4. 上顎急速拡大装置

保存療法

1. 薬物療法

小児OSAはアレルギー性鼻炎やその他の上気道感染に伴って増悪する場合がある．細菌性感染の場合は適切な抗生物質投与と鼻処置を行い，まずは鼻漏による鼻閉改善をすることが重要である．

薬物の選択について迷われた際には，点鼻ステロイド薬を勧める．理由の1つは鼻アレルギー診療ガイドラインにおいて，「小児におけるアレルギー性鼻炎の治療には点鼻ステロイド薬が推奨される．点鼻ステロイド薬は，現在のアレルギー性鼻炎治療薬の中では症状改善効果の強い薬剤である．」とある[4)5)]．理由のもう1つは，局所ステロイド薬は扁桃やアデノイドの免疫抑制効果により，それらのサイズを縮小する可能性がある．局所ステロイド薬は局所炎症細胞を抑制するのみならず，上皮細胞などにも作用してサイトカインなどの産生を抑制することもある．近年1日1回の鼻噴霧用製剤は全身への影響での安全性の報告があり，フルチカゾンフランカルボン酸エステル（商品名：アラミスト）またはモメタゾンフランカルボン酸エステル（商品名：ナゾネックス）は2歳以上から安全に使用できるとしている[6)7)]．

2. 陽圧呼吸療法

リスクのため手術ができない場合，薬物療法が効果を示さずOSAが改善しない場合など，ある程度成長を待つまで陽圧呼吸療法を行う場合がある（図2）．ただし小児によっては装着を受け入れず，治療に苦渋する場合も多い．

陽圧呼吸療法を行う際は定期的に顎顔面形態の評価を行いながら使用するべきである．マスクをフィットさせるバンドの力が上顎骨に対する矯正力として働くため，上顎骨の前方成長を抑制することにより骨格性反対咬合を生じる可能性があるからである[8)]．

3. 顎顔面矯正治療

小児期は骨がやわらかく歯科矯正治療によって顎骨の拡大や前方への誘導などが可能である．その結果，形態的要因を改善することにより，OSAの治療としての歯科矯正治療が有効と考えられる．具体的には，上顎の狭窄（図3）に対して急速上顎拡大装置（rapid maxillary expansion；RME）（図4）[9)]，上顎の後方位に対して上顎前方牽引装置[10)]，下顎の後方位に対して下顎を前方に誘導す

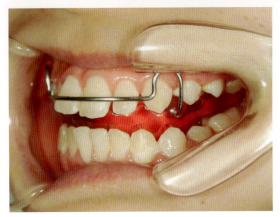

図 5. 機能的顎矯正装置

る機能的顎矯正装置(図5)[11]の有効性が報告されている．上顎拡大術の1つであるRMEについて賛否両論はあるものの，小児OSAに対する有効性を認めている論文を散見する[9)12)13]．

新しいガイドラインとしてアジア小児呼吸器学会(Asian Pediatric Pulmonology Society)から出された共同声明では軽症から中等度に対する小児OSAに対して，また手術後の残存OSAに対して歯科矯正治療が注目され，その一方法として口腔筋機能療法(myofunctional therapy；MFT)が記載されている．MFTに関する小児OSAに対する有用性に関しては，作用機序が解明されていないことや方法や回数などの手順が統一されていないことが課題であり，今後の研究に期待したい[14]．

小児OSA患者の歯科的特徴として上顎狭窄，高口蓋，下顎後退，交叉咬合など歯科領域の項目が近年増加傾向にあり，治療法においても同様の傾向がある．また，歯科矯正関連の学術誌においても歯科矯正治療による気道容積の変化などの報告が増加しており，歯科におけるOSAに対する関心の高さがうかがえる．しかしながら，狭窄歯列弓，小顎がすべてOSAになるわけではなく，すべての小児OSA患者が，骨格の異常を持っているわけではない[9]．したがって，小児OSAに対して矯正歯科的な治療介入をする場合は慎重に症例を選ぶ必要がある．小児OSAに対してこれらの治療を選択するためには，歯科的な評価，医科的な評価(特に耳鼻科的評価)を共有できる医科歯科連携が必須である．

引用文献

1) American academy of pediatrics：Clinacal Practice Guideline：Diagnosis and Management of Childhood OSAS. Pediatrics, **109**：704-712, 2002.
   Summary 米国小児科学会が示す小児OSAの診断と治療のガイドラインである．

2) Schwengel DA, Sterni LM, Tunkel DE, et al：Perioperative management of children with obstructive sleep apnea. Anesth Analg, **109**：60-75, 2009.

3) Nakayama M, Koike S, Kuriyama S, et al：Seasonal variation in a clinical referral pediatric cohort at risk for obstructive sleep apnea. Int J Pediatr Otorhinolaryngol, **77**：266-269, 2013.
   Summary 小児OSAには季節変動があり，その傾向は6歳未満の小児にみられることを初めて報告した筆者の論文である．

4) ARIA2008日本語版編集委員作成，ARIA日本委員会(監)：ARIA2008(日本語版)．協和企画，2008.

5) 鼻アレルギー診療ガイドライン作成委員会：鼻アレルギー診療ガイドライン―通年性鼻炎と花粉症―2013年版(改訂第7版)．ライフ・サイエンス, 2013.

6) Weiner JM, Abramson MJ, Puy RM：Intranasal corticosteroids verus oral H1 receptor antagonists in allergic rhinitis：systematic review of randomized controlled traials. BMJ, **317**：1624-1629, 1998.
   Summary ステロイド薬とH_1受容器拮抗薬の比較を行った論文．

7) Anolik R, Pearlman D, Teper A, et al：Mometasone furoate improves nasal and ocular symptoms of seasonal allergic rhinitis in adolescents. Allergy Asthma Proc, **30**：406-412, 2009.

8) Li KK, Riley RW, Guilleminault C：An unreported risk in the use of home nasal continuous positive airway pressure and home nasal ventilation in children midface hypoplasia. Chest, **117**：916-918, 2000.
   Summary OSAの小児がCPAPを長期使用することにより上顎劣成長を伴う骨格性反対咬合を生じた症例報告である．

9) Huynh NT, Desplats E, Almeida FR：Ortho-

dontics treatments for managing obstructive sleep apnea syndrome in children：A systematic review and meta-analysis. Sleep Med Rev, **25**：84-94, 2016.
　Summary　小児OSAに対する歯科治療法を示す．

10) Ming Y, Hu Y, Li Y, et al：Effects of maxillary protraction appliances on airway dimensions in growing class Ⅲ maxillary retrognathic patients：A systematic review and meta-analysis. Int J Pediatr Otorhinolaryngol, **105**：138-145, 2018.

11) Isidor S, Di Cario G, Comells MA, et al：Three-dimensional evaluation of changes in upper airway volume in growing skeletal Class Ⅱ patients following mandibular advancement treatment with functional orthopedic appliances. Angle Orthod, **88**：552-559, 2018.

12) Camacho M, Chang ET, Song SA, et al：Rapid maxillary expansion for pediatric obstructive sleep apnea：A systematic review and meta-analysis. Laryngoscope, **127**：1712-1719, 2017.
　Summary　小児OSAに対する上顎急速拡大装置の効果を示した論文である．

13) Vale F, Albergaria M, Carrilho E, et al：Efficacy of Rapid Maxillary Expansion in the Treatment of Obstructive Sleep Apnea Syndrome：A Systematic Review With Meta-analysis. J Evid Based Dent Pract, **17**：159-168, 2017.

14) Camacho M, Certal V, Abdullatif J, et al：Myofunctional Therapy to Treat Obstructive Sleep Apnea：A Systematic Review and Meta-analysis. Sleep, **38**：669-675, 2015.

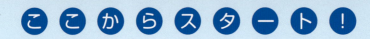

ここからスタート！
睡眠医療を知る
― 睡眠認定医の考え方 ―

著　名古屋市立大学睡眠医療センター　センター長
中山明峰

2017年6月発行
定価（本体価格 4,500円+税）
B5判　136頁

睡眠医療に興味があるすべての方へ！

眠れないから睡眠薬を処方する。果たしてそれが睡眠医療と言えるのか？
睡眠認定医 中山明峰先生の睡眠医療のノウハウをこの一冊に凝縮！
睡眠のメカニズムから、問診、検査、治療計画、睡眠薬処方、さらには中日新聞にて掲載されたコラム50編もすべて収録。
イラストレーター 中山信一氏のほのぼのとしたイラストを交えたすべての睡眠医療初学者に向けた一冊です。

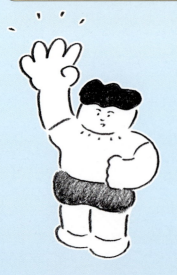

目　次
ステップ1　ここからはじめる睡眠医療
　問診とアンケートのとり方
ステップ2　睡眠検査を学ぶ
　1．睡眠脳波／2．PSG／3．携帯型睡眠検査
ステップ3　睡眠の仕組みを知る
　1．総論／2．不眠症と不眠障害
ステップ4　睡眠治療を実践する
　1．不眠に対する睡眠関連薬／2．睡眠関連呼吸障害群の診断／3．睡眠関連呼吸障害群の治療／
　4．その他の疾患

全日本病院出版会　〒113-0033 東京都文京区本郷 3-16-4　Tel:03-5689-5989
http://www.zenniti.com　　　　　　　　　　　　　　　　　　　Fax:03-5689-8030

◆特集・子どもの睡眠・呼吸障害―病態・合併症・治療―

小児睡眠呼吸障害
―手術的治療―

稲田紘也*1　中田誠一*2

Abstract　小児の閉塞性睡眠時無呼吸症(以下，OSA)の手術治療といえば昔からアデノイド切除術および口蓋扁桃摘出術(以下，adenotonsillectomy)が行われてきたが，術後に思うように改善しない症例が数多く存在することは多くの耳鼻咽喉科医が経験しているところであろう．Tauman は術後の PSG で AHI が改善しない原因として重症例，肥満，人種，家族内発症，アレルギー性鼻炎を挙げているが，どのような症例に adenotonsillectomy が有効であるのか，また経過観察でもよいのか，経過観察するのであればその他に選択できる治療法はあるのかなどということを術前に評価ができれば，より治癒率の高い手術治療が行え，多くの児に対し手術による余計な侵襲を防ぐことができるはずである．

今回は CHAT study[1]を用い，軽度～中等度の小児 OSA(表 1)の患児の治療法についても検討し，よりエビデンスに基づいた治療を行うことの重要性について考えた．

Key words　閉塞性睡眠時無呼吸症(OSA)，無呼吸低呼吸指数(AHI)，CHAT study

はじめに

小児 OSA の特徴はほとんどの症例がアデノイドおよび肥大した口蓋扁桃による上気道狭窄が原因であり，両者の大きさの和がピークとなる 4 歳頃に多いとされる(図 1)．そのため手術治療は adenotonsillectomy が第一選択であるわけだが，ほんの十数年ほど前までは手術治療により 90% 以上軽快すると言われていた．

ところが，実際は多くの耳鼻咽喉科医が術後に症状が残るものや，いったん改善を認めたものの症状の再燃を認める症例を経験している．

それらは前述したように重症例，肥満，人種，家族内発症，アレルギー性鼻炎などが関与してい

表 1. AHI で分ける小児 OSAS の重症度

1≦AHI<5	軽症
5≦AHI<10	中等症
10≦AHI	重症

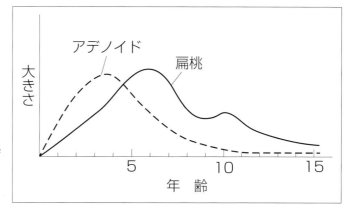

図 1.
アデノイド，扁桃の大きさと年齢との関係
(模型図)
(新耳鼻咽喉科学　南山堂　第 11 版より)

---

*1 Inada Hiroya，〒454-8509　愛知県名古屋市中川区尾頭橋 3-6-10　藤田医科大学ばんたね病院耳鼻咽喉科，助手
*2 Nakata Seiichi，同科，教授

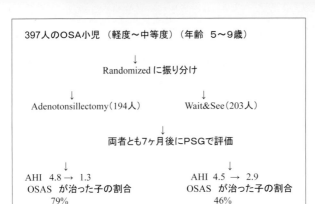

図 2.
CHAT study (2013 USA)
Childhood Adenotonsillectomy Study

表 2. 年齢別にみた手術効果

	1〜9歳 n=74		1〜3歳 n=18		4〜6歳 n=44		7〜9歳 n=12	
AHI(術前)	24.7±13.4		22.6±10.8		25.8±14.9		23.7±10.8	
AHI(術後)	8.2±5.5	P<0.005	6.3±4.3	P<0.005	7.7±4.9	P<0.005	15.1±6.0	P<0.05
SpO₂最低値(術前)	79.0±12.3		78.4±10.7		79.1±13.9		80.0±8.0	
SpO₂最低値(術後)	86.4±5.7	P<0.005	86.2±8.5	P<0.01	86.3±4.3	P<0.005	84.9±5.2	
改善率	58(78.4%)		14(77.7%)		36(81.8%)		8(66.7%)	

(文献 4 より)

ると考えられている.

CHAT study からみた軽度〜中等度の OSA 児への対応

2013 年にアメリカでは CHAT(The Childhood Adeno tonsillectomy Trial)study(図 2)が小児睡眠時無呼吸を専門とする人たちで立ち上がった. これらの概要は終夜睡眠ポリグラフ(PSG)と随伴する症状にて OSA と診断された年齢 5〜9 歳の児たちを特に口蓋・咽頭扁桃の大きさは評価することなく,一方は手術(adenotonsillectomy)群,一方は何もせずに経過観察してゆく群に無作為に振り分け,両群とも 7 ヶ月後に質問票や PSG にて睡眠呼吸パラメーターなどを調べたものである. それによると無呼吸低呼吸指数(apnea hypopnea index;AHI)の中央値は手術群が 4.8(術前)→1.3(術後)回／時に対し経過観察群は 4.5(術前)→2.9(術後)回／時となった. この変化度は手術群のほうが経過観察群に対して有意に高かった(P<0.001). また,睡眠時無呼吸が治癒した(AHI が 1 未満になる)割合は手術群が 79%,経過観察群では 46% であった.

これらの結果が示唆することは 5〜9 歳の小児というやや手術時期がずれた年齢であっても依然,手術群が経過観察群より有意に AHI を改善させ,OSA に関連する様々な諸症状を減少または消失させるのは間違いないということとともに,軽度〜中等度の 5〜9 歳の OSA の患児は何もしなくても自然に治癒する可能性が 46% もあるということである. この結果は 5 歳以上の患児たちにどのように治療するかということを考えさせる 1 つのエビデンスとなる[2].

小児 OSA に対する手術効果 ―合併症の有無による違い―

新谷ら[3)4)]によると adenotonsilleotomy は合併症のない小児 OSA に対して 66〜80% の改善率を示し,改善しない症例もあるため術後の評価を行い,改善しない場合は追加の治療を考慮する必要があり,一方,肥満や重度の OSA 症例において adenotonsillectomy による改善率は一般に不良であり,とくに肥満例では 40% 程度と低く,手術の

表 3. 肥満傾向児の出現率の推移

年齢層によりばらつきはあるが，算出方法を変更した 2006 年度以降でみると，概ね減少傾向である．

肥満傾向児とは，性別・年齢別・身長別標準体重を求め，肥満度が 20% 以上の者である．

肥満度＝［実測体重(kg)－身長別標準体重(kg)］/身長別標準体重(kg)×100(%)

例えば，11 歳男子の全国平均値 9.69% とは，肥満度 20% 以上の者の割合が男子児童(11 歳)全体の 9.69% であることを意味している．

区分		幼稚園	小学校						中学校			高等学校		
		5歳	6歳	7歳	8歳	9歳	10歳	11歳	12歳	13歳	14歳	15歳	16歳	17歳
男子	2006年度	2.59	5.70	6.21	8.63	10.81	11.70	11.82	13.26	11.23	11.20	13.76	12.45	12.90
	2007年度	2.78	4.79	6.77	8.09	10.23	11.59	11.64	12.41	10.84	10.22	13.47	12.92	12.87
	2008年度	2.87	4.52	6.19	8.03	10.36	11.32	11.18	11.97	10.28	9.99	13.45	11.85	12.33
	2009年度	2.75	4.55	5.60	7.53	9.57	10.76	10.61	11.49	9.71	9.55	12.11	11.20	11.27
	2010年度	2.80	4.46	5.62	7.20	9.06	10.37	11.09	10.99	9.41	9.37	12.40	11.57	11.30
	2011年度	2.14	3.75	5.18	6.70	8.39	9.42	9.46	10.25	9.02	8.48	11.99	11.16	11.54
	2012年度	2.41	4.09	5.58	7.13	9.24	9.86	9.98	10.67	8.96	8.43	11.41	10.25	10.91
	2013年度	2.38	4.18	5.47	7.26	8.90	10.90	10.02	10.65	8.97	8.27	11.05	10.46	10.85
	2014年度	2.55	4.34	5.45	7.57	8.89	9.72	10.28	10.72	8.94	8.16	11.42	10.16	10.69
	2015年度	2.34	3.74	5.24	6.70	8.93	9.77	9.87	9.87	8.37	7.94	11.34	9.21	10.22
	2016年度	2.68	4.35	5.74	7.65	9.41	10.01	10.08	10.42	8.28	8.04	10.95	9.43	10.64
	2017年度	2.78	4.39	5.65	7.24	9.52	9.99	9.96	9.89	8.69	8.03	11.57	9.93	10.71
女子	2006年度	2.97	4.98	5.85	7.41	8.55	8.62	9.95	10.13	9.46	8.75	10.15	9.46	9.67
	2007年度	2.96	4.70	5.71	7.50	8.16	8.92	9.47	9.67	8.99	8.75	9.87	9.18	9.23
	2008年度	2.78	4.57	5.88	7.18	7.91	9.42	9.68	9.84	9.05	8.54	9.56	8.40	8.64
	2009年度	2.65	4.17	5.40	7.05	7.58	8.26	8.74	9.04	8.13	8.21	8.47	8.27	8.35
	2010年度	2.83	4.23	5.29	6.90	7.51	8.13	8.83	8.92	7.96	7.89	8.59	7.81	8.14
	2011年度	2.40	3.93	4.86	5.94	6.82	7.71	8.12	8.51	7.49	7.43	8.26	7.33	7.76
	2012年度	2.36	4.37	5.23	6.09	7.23	7.73	8.61	8.64	7.73	7.36	8.51	4.74	8.18
	2013年度	2.49	3.91	5.38	6.31	7.58	7.96	8.69	8.54	7.83	7.42	8.08	7.66	7.83
	2014年度	2.69	4.15	5.41	6.24	7.36	8.40	8.56	7.97	7.89	7.68	8.35	7.44	8.25
	2015年度	2.24	3.93	5.00	6.31	6.99	7.42	7.92	8.36	7.69	7.14	7.82	7.48	7.75
	2016年度	2.44	4.24	5.18	6.63	7.17	7.86	8.31	8.57	7.46	7.70	8.46	7.36	7.95
	2017年度	2.67	4.42	5.24	6.55	7.70	7.74	8.72	8.01	7.45	7.01	7.96	7.38	7.95

みでは改善しえないと述べている．

また，術前後の改善率は，1～9 歳の小児について 1～9 歳全体では 78.4%，1～3 歳では 77.7%，4～6 歳では 81.8%，7～9 歳では 66.7% と 7～9 歳の群で明らかに改善率が低いことを指摘している（表 2）．

これらは顎顔面形態の異常や肥満といった成人の OSA の影響がでてきていると考えられる．実際平成 29 年(2017)度学校保健統計[5]（表 3）をみてみると我が国の小児においては年齢が上がるにつれ，肥満傾向児の出現率が高いことがわかる．この傾向は年度によって若干の推移はあるものの毎年同様である．

小児 OSA に対する手術効果―新たな指標―

小児では睡眠構築は比較的保たれるため日中の過度な眠気は出現しにくいと言われているが，皮質下レベルの覚醒反応は頻回に生じており，これが睡眠時無呼吸症の小児に多動，注意欠陥，または行動異常などの問題を生じている可能性が論じられている．

このように，近年小児の睡眠異常のパラメー

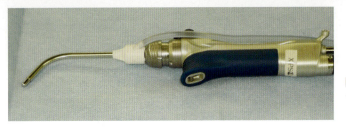

図 3.
マイクロデブリッダー

ターとして新たに通常の睡眠記録ではとらえられない微少な睡眠構築上の障害をとらえた SCA (subcortical arousal activation：皮質下覚醒反応)[6]や CAP (cyclic alternating pattern)[7]が注目されており，小児の睡眠時無呼吸症治療の必要性を裏付ける要素となっている．

長谷川によると[8]小児は夜間中途覚醒も脳波上（α波，θ波）の覚醒反応を伴うことが少なく，脳波変化を伴わない筋電図の増加，呼吸曲線の大きな乱れが成人の覚醒反応に相当すると考えられており，SCA と呼ばれている．

小児睡眠時無呼吸症例において治療前に存在した SCA が術後に大きく変化し正常化したとの報告もある．

CAP とはノンレム睡眠の脳波に高振幅徐波の出現する時期（同期相）と，低振幅不規則速波が出現する時期（脱同期相）とが周期的に交代する脳波パターンであり，行動上の覚醒を伴わない微小覚醒の特徴を表し，1994 年に昏睡例で最初に報告され，予後の良い兆候とされたが，その後様々な神経疾患や睡眠障害で出現し，健常人にも出現することが確認され，睡眠の不安定性の指標と考えられており，今後小児の睡眠時無呼吸診断において注目される可能性がある．

以上のように睡眠時無呼吸児に対し，adenotonsillectomy を施行することは術後の睡眠構築の安定化を推進させる可能性を秘めている．

アデノイド切除術の変遷

睡眠時無呼吸症は外鼻孔や口における換気の有無と呼吸筋運動による胸部運動の有無から 3 つのパターンに分類される．

呼吸運動も換気も止まる『中枢型』と，換気停止中も呼吸運動は続き，胸腔内圧が次第に増大し，閉塞に打ち勝って換気が起こる『閉塞型』と，中枢型で始まり，閉塞型に移行する『混合型』の 3 つである．

呼吸努力は起こるが気流が停止するものが閉塞型で，呼吸筋の活動も起こらないものが中枢型である．

頻度は閉塞型が中枢型の 20 倍みられ，小児ではほとんどが閉塞型であり，それもアデノイド増殖症，扁桃肥大によるものが大半である．

そのため，小児の睡眠時無呼吸症の手術療法とは adenotonsillectomy となる．従来は La Force 式のアデノトームおよび Beckmann の輪状刀を用いる従来法と呼ばれる術式により局所麻酔下に行われていたが，近年はより安全性を求め全身麻酔下に手術が行われるようになっている．

ただし，依然として手術手技自体は長らく見直されることがなかった．

一般的には，口蓋扁桃摘出は良好な視野の下に手術が行われるため組織の取り残しは術者の手技に委ねられるが，アデノイド切除に関しては従来法ではその手術器具の形状や特性からどうしても切除しきれない部分があるため相当数に組織の取り残しが起こり，十分な治療効果が全例に認められなかった可能性がある．

アデノイド切除術に対する内視鏡の導入

近年，アデノイドの十分な切除を目的に内視鏡下にアデノイド切除を行う施設が増えてきており，より安全かつ十分な切除が行えるようになった．一般的には経鼻的に 0° の内視鏡を挿入するか，経口的に 70° の内視鏡を挿入するのが主流であり，良好な成績をおさめている[9]．

マイクロデブリッダーによるアデノイド切除術

マイクロデブリッダー（図 3）は，機器のシステムに関しては鼻腔内の手術の際と同様であり，外

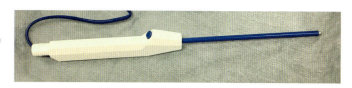

図 4.
サクションコアギュレーター®
(Medtronic 社)

筒と吸引式回転刀である内筒から構成されており，外筒内に吸引された組織を回転刀である内筒で破砕し吸引するもので，周囲の粘膜や骨や骨膜を巻き込むことなく接触している軟部組織だけを切除することができる[9]．鼻腔内で使用する際の先端が曲がったマイクロデブリッダーと同様の感覚で切除が可能であるが，刃の付いている先端の開口部が曲がりの外側についており，切除する方向は上咽頭の奥から手前に向かうようにすると手技が容易である．

筆者の施設ではこのマイクロデブリッダーに関してはXPS ドリルシステム®(Medtronic 社)，ハンドピースはM4 ハンドピース®(ブレードの先端を回転することができる)，ブレードはRADenoid カーブブレード(4 mm，4.5 mm)®を使用している．

この手術で特筆すべきは従来法では切除しきれなかった後鼻孔周辺部まで取り残すことなく切除が可能になったことである[10]．

もう1つの利点は手術時間の短縮である．おおよそ10分以内で，さらには視野に慣れてくると5分以内で後鼻孔周囲を含め，耳管隆起を温存しアデノイドをほぼきれいに除去できる．マイクロデブリッダーによる耳管隆起の損傷は注意しなければならず，側方の処理を行うときは注意深い観察が必要である．工夫としてはマイクロデブリッダーの回転数を減らすことである．以前は1500 RPM(オシレーションモード)で行っていたが，今はさらに700 RPM(オシレーションモード)に落として行っている．この回転数に落とした状態でも手術時間には影響せず確実な切除ができる．

アデノイドの充満が強く，手術開始時の視野にて後鼻孔がまったく同定できない症例に遭遇することがある．そのような場合は，まず中央部からマイクロデブリッダーにてアデノイドの切除を進めて行くとやがて後鼻孔が同定できるようになり，そうすればやがて側方にも視野が開けてくる[10]．

出血量は久保は平均20 m*l*[11]と述べている．他の論文でも平均出血量は30 m*l* 前後[12]であった．出血に対しての工夫としては，アデノイドに希釈したエピネフリン(我々は術後の疼痛も考慮し，全身麻酔下ではあるがエピネフリン加0.5%キシロカインを使用している)をしっかり局注することと止血器具にサクションコアギュレーター®(Medtronic 社)(図4)を使用することである．

サクションコアギュレーター®(Medtronic 社)とは吸引をしながら電気凝固止血を行うことができる器具であるが，我々はスプレーコアグモードの出力40(場合によっては50)watt にて止血を行っている．

この器具は先端を自由に曲げることができるため，より速やかかつ正確に止血が可能である．症例によっては出血量を5 m*l* 以下に抑えることができることもある．

マイクロデブリッダーによるアデノイド切除術の成績

この手術法による小児OSA 患者における効果は，大竹ら[13]が間接喉頭鏡下でBeckmann 輪状刀などを使う従来法と内視鏡下にてマイクロデブリッダーを使う術式にて術後の睡眠パラメーターやアデノイド残存率を調べ検討している．結果は従来法に比べてマイクロデブリッダーを使う術式のほうが術後AHI の改善に有意差が認められ，小児の睡眠時無呼吸症の診断基準におけるAHI が1 以下になる割合も有意に高かった．

これに関して我々も2015～16年のadenotonsillectomoy を施行した症例から，マイクロデブリッダーによる手術法で行った27 例の群(表4①群)とBeckmann 輪状刀，La Force 式アデノトームを用いた従来の手術法で行った27 例の群(表4②群)とを年齢，性別，AHI，カウプ指数をマッチングさせ比較し，術前後でのPSG 結果を検討したと

表 4. 術後 PSG 結果

	①群 術前	①群 術後	②群 術前	②群 術後
AHI (回/hr)	23.8±19.6	1.5±0.9	21.6±16.3	3.9±1.8
L-SpO$_2$ (%)	85.1±7.5	92.6±2.4	83.1±8.7	89.9±3.5
AHI1 以下の割合		11例/27例		1例/27例

ころ，マイクロデブリッダー使用群が AHI：術前 23.8±19.6→術後 1.5±0.9，L-SpO$_2$(SpO$_2$最低値)：術前 85.1±7.5→術後 92.6±2.4 であり，一方，従来法の群では AHI：術前 21.6±16.3→術後 3.9±1.8，L-SpO$_2$：術前 83.1±8.7→術後 89.9±3.5 であり AHI の改善度に有意差が認められ，マイクロデブリッダーによる手術群のほうが明らかに改善していることがわかった(L-SpO$_2$の改善度には有意差はなかった)．

また，小児の睡眠時無呼吸症の診断基準におけるAHI が 1 以下の割合も，有意にマイクロデブリッダーによる手術群のほうが高いという結果を得ている(表 4)．

しかし，最大の問題点は機器に関するコストの問題であると思われる．

現在のアデノイドの手術に関しては副鼻腔手術のように保険でマイクロデブリッダーの支援機器を加算できず，アデノイド切除の保険点数はわずか 1600 点である．それが多くの施設においてこの手術法がいまひとつ普及していない点でもある．

Adenotonsiillectomy の合併症について

米国の複数の医師らが adenotonsiillectomy の周術期の合併症についてまとめている[14]．5～9 歳の OSA 児 221 例(平均 AHI：4.7，そのうち 31％が肥満である)のうち 16 例に合併症が生じており，3 例は呼吸器合併症であり，肺水腫，低酸素血症，気管支痙攣であった．残りの呼吸器以外の合併症をきたした 13 例は脱水，術後出血，発熱であった．これについて性別や人種，肥満などと睡眠呼吸パラメーターとの間では重要な関連性は認められなかった(表 5, 6)．

一方で，より母数の多い，adenotonnsillectomy を行った 805 例の OSA 児のうち術後に小児 ICU 管理となった 53 例に対して調査した研究では[15] 12 歳に満たない OSA 児において AHI，ODI(oxygen desaturation index)，最低酸素飽和度，気管挿管の延長，鼻炎の有無があった例ではそれらがない例と比べて有意差をもって呼吸器合併症を生じたと結論づけている(表 7)．

氷見ら[16]は幼少児の adenotonsillectomy 後の管理について術後に睡眠時無呼吸が残存すると考えられる頭蓋骨・顔面奇形を伴う先天奇形例，肥満例，重症の OSA 群などでは周術期は ICU 入室とし，麻酔科および小児科との連携した術後管理が望ましいだけでなく，低年齢児，喘息合併例や鼻炎合併例など気道の狭小化の残存が予想される症例に対しても厳重な管理が必要であることを示している(表 8)．

OSA の保存的治療

では，保存的な治療を選択した場合はどうだろうか．アレルギー性鼻炎や肥厚性鼻炎に対してステロイドの点鼻治療は第一に選択される治療であり，症例によっては血管収縮薬の点鼻薬が使用されることもあるが，近年，これらの点鼻治療がアデノイドを収縮させる目的にも行われるようになってきた．

Gozal らのグループが提案する「小児 OSA と言えど，まずは保存的治療から」という考えのもとに小児 OSA(総数 445 人，平均年齢 6.2 歳，治療前平均 AHI 4.5)の患児に対しステロイドの点鼻薬と抗ロイコトリエン薬内服の保存的治療での 3 ヶ月後の結果をみると平均 AHI は 4.5(治療前)→1.4(治療後)，最低血中酸素飽和度は 87.5％(治療前)→92.3％(治療後)と咽頭扁桃の縮小とともに有意に改善しているのがわかる(表 9)[17]．これらのエビデンスは小児の軽度～中等度の OSA 患児に対してはしっかりインフォームドコンセントをしたのちに治療決定をする必要があることを意味する．

表 5. Adenotonsillectomy 後に合併症を起こした群と起こさなかった群との比較検討（年齢，性，人種，肥満，成長障害）

Demographics	Group without complications N=205	Group with complications N=16	p-Value
Age(years)	6.6±1.4	6.5±1.5	0.82*
Gender(N, %)			1.00**
Males	96(46.8)	7(43.8)	
Females	109(53.2)	9(56.3)	
Race(N, %)			1.00**
African American	109(53.2)	9(56.3)	
Non-African American	96(46.8)	7(43.8)	
BMI z-score	0.84±1.33	0.78±1.48	0.86*
Obesity(N, %)			1.00**
Obese	64(31.2)	5(31.2)	
Non obese	141(68.8)	11(68.8)	
Failure to thrive(N, %)			0.41**
Failure to thrive	6(2.9)	1(6.3)	
No failure to thrive	199(97.1)	15(93.8)	

Data are shown as mean±SD or N(%)
There were no statistically significant differences between the two groups
*p-Value from two-group t-test
**p-Value from Fisher's exact test

表 6. Adenotonsillectomy 後に合併症を起こした群と起こさなかった群との比較検討（睡眠呼吸パラメーター）

Baseline polysomnographic data of the study population based on the presence or absence of post-operative complications.

Baseline PSG data	Group without complications	Group with complications	p-Value*
Arousal index(N/h)	8.2(2.4, 20.6)	7.7(4.8, 9.8)	0.21
Apnea hypopnea Index(N/h)	4.7(1.2, 27.7)	5.7(1.5, 19.1)	0.65
SpO$_2$ nadir(%)	90(61, 97)	89(70, 94)	0.34
Time with SpO$_2$<92%(% total sleep time)	0.1(0.0, 5.6)	0.1(0.0, 3.6)	0.49
Peak end-tidal CO$_2$(mmHg)**	55.1(44.4, 68.4)	54.0(49.8, 57.3)	0.31
Time with end-tidal CO$_2$>50 mmHg (% total sleep time)**	1.7(0.0, 97.0)	1.0(0.0, 21.6)	0.44

Data shown as median(minimum, maximum)
*p-Value from Mann-Whitney test. There were no statistical significant differences between the two groups
**N=184

表 7. Adenotonsillectomy 後に呼吸器関連の合併症を起こした群と起こさなかった群との比較検討（睡眠呼吸パラメーター）

Variable	Absence of complicatmions n of patients	Mean±SD	Presence of complications n of patients	Mean±SD	p
Polysomnographic variable					
AHI, events/h[a]	24	18.1±11.2	13	28.6±16.3	0.0269*
HI, events/h	24	5.8±6.0	13	10.5±10.4	0.0882*
ODI, episodes/h[a]	18	15.3±9.4	12	29.8±18.4	0.0082*
SpO$_2$ nadir, %[a]	28	76.8±10.9	15	64.4±16.9	0.0055*
PO duration of OTI, h[a]	32	1.8±2.0	21	5.0±4.8	0.0011*
Adenoid and tonsil size					
Adenoid, ANR	30	78±17	17	87±13	0.0705*
Tonsils, Brodsky's scale					0.3512**
1	0	—	0	—	
2	4	—	2	—	
3	18	—	10	—	
4	10	—	9	—	

AHI; apnea-hypopnea index, HI; hypopnea index, ODI; oxygen desaturation index, PO; postoperative, OTI; orotracheal intubation, ANR; adenoid/nasopharyngeal ratio. [a]Variables selected for multiple linear regression analysis
*Student's t-test; and
**Mann-Whitney test

表 8. Adenotonsillectomy の周術期管理（推奨）

要注意対象
- 術後に SAS が残存することが考えられる先天性疾患，顎顔面形態異常，肥満，下気道疾患などを有する
  - 専門の医療機関で手術を行う
  - 術前から，PAP 管理などが望ましく，術後は小児科，麻酔科と連携
  - 術前に PSG を行うことが望ましい
  - 手術時間を短く，手術侵襲を少なく
  - 手術創の炎症や浮腫を抑制するためにステロイドの全身・局所投与
  - エアウェイ，PAP を準備し，SpO_2 や CO_2 をモニター

注意対象
- 上記の疾患はないものの，気道の狭小化の残存が予想される鼻疾患，舌扁桃肥大，気管支喘息など
  - 手術時間を一定時間内で
  - 手術創の炎症や浮腫を抑制するためにステロイドの全身・局所投与
  - 術後は，SpO_2 をモニター

全対象
- 抜管は完全覚醒した後に行う
- 麻薬性鎮痛薬の術後使用は避けるべき

（文献 16 より一部改変）

表 9. 小児 OSA における保存的治療前後の睡眠パラメーターなどの比較

Changes in Polysomnographic Findings Following 12-Wk Treatment With an Intranasal Corticosteroid and Oral Montelukast in 445 Children

Characteristic	Mild OSA Pretreatment (n=445)	Mild OSA Posttreatment (n=445)	P Value
Age, y	6.2±1.9	6.6±1.9	…
Male sex, %	55.1	…	…
White, %	56.5	…	…
Black, %	26.8	…	…
BMI z-score	1.17±0.81	…	…
Obese (BMI z-score>1.65), %	33.8	…	…
Elapsed time between beginning treatment[a] and second NPSG. mean, d	…	114.8±39.2	…
Tonsillar size	2.39±0.77	1.87±0.62	<.01
Adenoid size	2.17±0.77	1.34±0.68	<.001
Mallanipati score (n)	1.89±0.62 (412)	1.83±0.64 (412)	…
Total sleep duration, min	472.1±51.2	470.9±49.1	…
Stage 1, %	4.7±3.1	4.2±3.4	…
Stage 2, %	37.8±8.3	29.3±9.7	…
Stage 3, %	40.6±16.2	41.2±15.8	…
REM sleep, %	19.3±6.4	27.5±7.8	<.01
Sleep latency, min	24.7±16.1	27.9±17.2	…
REM latency, min	138.1±54.7	135.3±62.9	…
Total arousal index, events/h TST	15.1±9.3	12.2±8.7	<.01
Respiratory arousal index, events/h TST	2.9±1.7	0.8±1.5	<.001
Obstructive AHI, events/h TST	4.5±2.0	1.4±0.9	<.01
SpO_2 nadir, %	87.5±3.1	92.3±2.1	<.001
Patients with normal NPSG, No. (%)	…	276 (62.0)	…

Data given as mean±SD unless otherwise indicated. NPSG=nocturnal polysomnography. See Table 1 legend for expansion of other abbreviations. [a] Intranasal corticosteroids plus oral montelukast for 12 wk

OSA の治療時期について

手術治療と保存的治療のどちらを選択するにしても治療時期を逸しないことが重要である．千葉ら[18]は手術治療後2年で顎顔面形態が改善を示したことを記しており，小児の OSA の存在自体が顎顔面形態発育を抑制する原因である可能性があるとともに早期治療介入による OSA 改善が結果的に成人の OSA 発症の予防となる可能性を示している．

終わりに

今回はOSAの手術療法におけるエビデンスについて考えた.

どのような症例に対して手術を行うべきであるのか,手術によって改善を望めるのか,手術以外の治療法があるのかなどといったことに焦点をあてた.

手術をする以上は手術によるメリットがデメリットを上回らなければならず,より安全かつ正確に手術を行うことによってデメリットを限りなく少なくすることに努めなければならない.

ただ漫然と手術療法を行うのではなく,正しく評価をし,少しでも多くの小児を正しく治療していけたら幸いである.

文 献

1) Marcus CL, Moore RH, Rosen CL, et al：A Randomized Trial of Adenotonsillectomy for Childhood Sleep Apnea. N Engl J Med, 368：2366-2376, 2013.
   Summary 軽度～中等度のOSA児に対する手術治療と保存的治療の改善度についてまとめている.
2) 中田誠一：睡眠時無呼吸・いびきへの対応：小児への対応. 口咽科, 29(1)：25-31, 2016.
3) Shintani T, Saikawa E, Himi T, et al：Management of Sleep Apnea Syndrome. 小児耳, 31(3)：216-219, 2010.
4) Shintani T, Asakura K, Kataura A：The effect of adenotonsillectomy in children with OSA. Int J Pediatr Otorhinolaryngol, 44：51-58, 1998.
   Summary 小児OSAでは7～9歳頃では肥満などといった成人OSAの影響が出てきていると考えられる.
5) 生涯学習政策局政策課調査統計企画室：平成29年度学校保健統計(学校保健統計調査報告書)の公表について.
6) Marcus CL：Sleep-disordered breathing in children. Am J Respir Crit Care Med, 164(1)：16-30, 2001.
7) Terzano MG, Parrino L, Boselli M, et al：Polysomnographic analysis of arousal responses in obstructive sleep apnea syndrome by means of the cyclic alternating pattern. J Clin Neurophysiol, 13：145-155, 1996.
8) 長谷川 毅：小児の閉塞性睡眠時呼吸障害. 井上雄一, 山城義広(編), 107-116, 睡眠時呼吸障害 Update 2006. 日本評論社, 2006.
9) Costantini F, Salamanca F, Amaina T, et al：Videoendoscopic adenoidectomy with microdebrider. Acta Otorhinolaryngol Ital, 28：26-29, 2008.
10) 中田誠一：アデノイド切除術：デブリッダー法と従来法とは何が違うのか？ 口咽科, 27(1)：33-35, 2014.
11) 久保伸夫：マイクロデブリッダーによる経鼻的内視鏡下アデノイド切除術. MB ENT, 11：47-50, 2002.
12) Somani SS, Naik CS, Banqad SV, et al：Endoscopic adenoidectomy with microdebrider. Indian J Otolaryngol Head Neck Surg, 62：427-431, 2010.
13) 大竹宏直, 中田誠一, 加藤賢史ほか：マイクロデブリッダー使用によるアデノイド切除術の検討—従来法との比較—. 耳展, 54：369-371, 2011.
14) Konstantinopoulou S, Gallagher P, Elden L, et al：Complications of adenotonsillectomy for obstructive sleep apnea in school-aged children. Int J Pediatr Otorhinolaryngol, 79(2)：240-245, 2015.
15) Martins RO, Castello-Branco N, Barros JL, et al：Risk factors for respiratory complications after adenotonsillectomy in children with obstructive sleep apnea. J Bras Pneumol, 41：238-245, 2015.
16) 氷見徹夫, 高野賢一, 亀倉隆太ほか：扁桃・アデノイドの基礎知識と手術治療に関する問題点. 日耳鼻, 119：701-712, 2016.
17) Kheirandish-Gozal L, Bhattacharjee R, Bandia HRP, et al：Antiflammatory therapy outcomes for mild OSA in children. Chest, 146：88-95, 2014.
   Summary ステロイドの点鼻薬と抗ロイコトリエン薬による3ヶ月間の保存的治療で平均AHIは有意に改善した.
18) 千葉伸太郎, 遠藤 誠, 森脇宏人ほか：小児の閉塞性睡眠時無呼吸における顎顔面形態の検討. 口咽科, 20(1)：149, 2007.
   Summary 小児OSAは顎顔面形態発育の抑制の原因である可能性があり,小児OSAの改善が成人OSAの発症予防となる可能性がある.

親がナットク！こどものみみ・はな・のど外来

← No. 206（2017 年 5 月号）
定価（本体価格 2,500 円＋税）
編集企画／伊藤真人（自治医科大学とちぎ子ども医療センター教授）
目　次 ◆◆◆◆◆
難治性（遷延性・反復性）急性中耳炎の予防と治療／小児滲出性中耳炎治療の decixion making／小児の鼓膜アテレクターシスへの対応／小児慢性穿孔性中耳炎—手術に踏み切るタイミング—／小児真珠腫の外科治療／小児難聴への対応①／小児難聴への対応②—人工内耳医療の問題と展望—／なかなか治らない小児鼻副鼻腔炎への対応／小児睡眠時無呼吸症候群への対応／小児上気道狭窄の診断と治療／小児の声とことばの障害

No. 204（2017 年 4 月号）→
定価（本体価格 2,500 円＋税）
編集企画／大久保公裕（日本医科大学教授）
目　次 ◆◆◆◆◆
小児アレルギー疾患の変遷・疫学／小児アレルギー性鼻炎—ガイドラインを中心に—／小児アレルギー性結膜炎の実際／食物アレルギー診療ガイドライン 2016／食物アレルギーにおけるパラダイムシフト—新しい概念と対応—／小児気管支喘息—ガイドラインを中心に—／小児アトピー性皮膚炎—ガイドラインを中心に—／運動誘発喘息（小児）／口腔アレルギー症候群／治りにくいアレルギー性鼻炎の治療（自験例を中心に）

小児のアレルギー疾患 update

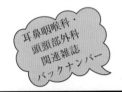

Monthly Book **ENTONI** エントーニ
耳鼻咽喉科・頭頸部外科関連雑誌バックナンバー

編集主幹
本庄　巖　（京都大学名誉教授）
市川銀一郎　（順天堂大学名誉教授）
小林俊光　（仙塩利府病院耳科手術センター長）

アレルギー性鼻炎と舌下免疫療法

← No. 193（2016 年 5 月号）
定価（本体価格 2,500 円＋税）
編集企画／岡本美孝（千葉大学教授）
目　次 ◆◆◆◆◆
アレルギー性鼻炎の現状と治療の課題／皮下免疫療法と舌下免疫療法／舌下免疫療法の作用機序／スギ花粉症に対する舌下免疫療法の対応と実際／スギ花粉症に対する舌下免疫療法の効果と副作用／ダニアレルギー性鼻炎に対する舌下免疫療法／舌下免疫療法の副作用対策／従来のアレルギー治療との比較／バイオマーカー，効果予測因子／舌下免疫療法の今後

No. 191（2016 年 4 月号）→
おかげさまで増刷しました
定価（本体価格 2,500 円＋税）
編集企画／宮崎総一郎（中部大学生命健康科学研究所特任教授）
目　次 ◆◆◆◆◆
CPAP 導入のポイント—医師の立場から／閉塞性睡眠時無呼吸症候群に対する CPAP 導入のポイント—技師の立場から／耳鼻咽喉科診療所における CPAP 管理のポイント／CPAP 患者への睡眠指導／CPAP と鼻治療／周術期の CPAP 管理／CPAP 患者への減量指導のポイント／小児への CPAP 治療／高齢者の CPAP 治療の適応と問題点／心不全の CPAP 治療／神経筋疾患と CPAP 治療

睡眠時無呼吸症候群における CPAP の正しい使い方

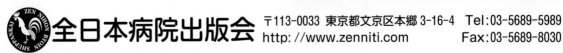

全日本病院出版会　〒113-0033 東京都文京区本郷 3-16-4　Tel:03-5689-5989
http://www.zenniti.com　Fax:03-5689-8030

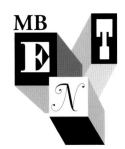

◆特集・子どもの睡眠・呼吸障害—病態・合併症・治療—

小児睡眠時呼吸障害(SDB)周術期管理
―口蓋扁桃摘出・アデノイド切除術の周術期管理を中心に―

川上定俊[*1] 田垣内祐吾[*2]

Abstract 小児 T & A の周術期管理は今も進化し続けている．麻酔科医が特に気を使う合併症は呼吸器関連である．ポリソムノグラフィーによる OSA の重症度が高いほど周術期の呼吸器合併症が起きやすいことは確かだが，術前評価の柱としては終夜パルスオキシメトリーのメリットが大きく，特に McGill Oximetry Score(MOS)による層別化は非常に有用である．
 全身麻酔の導入は静脈導入のほうが吸入導入より呼吸器合併症が少ないという報告が出てきている．挿管チューブは近年小児においてもカフ付きチューブの使用が広がっており，T & A にも有用である．術後鎮痛の柱は麻薬の投与であるが，OSA 患児では麻薬感受性亢進のため用量を減量しなくては危険である．覚醒時興奮は悩ましい合併症の 1 つであるが，いくつかの予防策がある．
 T & A は OSA を改善させるが治癒させるとは限らず，特に手術当日夜は OSA が一時的に悪化することも多いため，持続的な呼吸モニタリングがきわめて重要である．

Key words 周術期呼吸器合併症(perioperative respiratory adverse events)，終夜パルスオキシメトリー(overnight pulse oximetry)，McGill Oximetry Score(MOS)，麻薬感受性亢進(increased analgesic sensitivity to opiates)，覚醒時興奮(emergence agitation)，持続的呼吸モニタリング(continuous respiratory monitoring)

はじめに

 口蓋扁桃摘出・アデノイド切除術(tonsillectomy and adenoidectomy；T & A)は耳鼻咽喉科領域の手術の中でもっとも代表的な術式の 1 つであろう．古典的な術式でありながら，この手術に関連する論文は近年も続々と発表されており，昨日の常識が今日は通用しないといった事態も起こりうる．
 T & A を行う手術室には通常耳鼻咽喉科医，看護師，そして麻酔科医しかいない．では手術空間を共有するもう 1 人の医者「麻酔科医」は，この手術の周術期管理に関して何にこだわり，何を心配するのか．本稿ではこのテーマに沿いつつ，比較的最近この術式に関連する領域で話題になった主なトピックを概観する．

T & A の何が危険なのか？

 T & A のリスクと聞いて耳鼻咽喉科の先生がまず思い浮かべるのは出血，特に術後出血のリスクではないだろうか．麻酔科医にとっても出血は脅威だが，そこは外科医の領分として，我々の責任範囲でもっとも恐れることは呼吸器合併症といえよう(もっとも出血といえどもこの場合気道への流れ込み，誤嚥も問題なので，実は両者は互いに関連している)．
 2014 年，"ヒューストン，トラブル発生だ！(Houston, we have a problem!)"のセリフをタ

[*1] Kawakami Sadatoshi, 〒299-0111 千葉県市原市姉崎3426-3 帝京大学ちば総合医療センター麻酔科, 後期研修医
[*2] Tagaito Yugo, 同科, 教授

イトルに含む論文[1]が米国の麻酔専門誌に掲載された．このセリフはアポロ13号の事故に由来するもので米国人にはおなじみの表現であるらしいが，医学論文のタイトルとしてはかなり異色といえる．そんなセンセーショナルなタイトルを使ってまで著者らが伝えたかったことは何か．

この論文で著者らはT＆Aの術中術後に死亡を含む重篤なトラブルがあった未成年患者111例を，閉塞性睡眠時無呼吸症（OSA）ありと思われる群とそれ以外の群に分けて検討している．トラブルの主因はOSA群では無呼吸（29例），それ以外の群では出血（20例）とされている．とりわけ強調されているのは，111例中16例は術後持続的呼吸モニタリングさえしていれば助けられた，という点である．まとめるとOSAはT＆A周術期のメジャーな危険因子であり，リスクのかなりの部分が監視強化で回避できるということだ．

American Academy of Otolaryngology-Head and Neck Surgery Foundationのガイドライン[2]で注意喚起されている肥満，ダウン症候群，頭蓋顔面奇形，低年齢（3歳未満）などの要素は患者情報や外観からほぼ判定可能である．一方，OSAの重症度については外観では判断できず，正式にはポリソムノグラフィー（PSG）がゴールドスタンダードであるが，現実的にはどの程度の術前評価が求められるのだろうか．

術前評価

1．SDBの重症度は麻酔科医にとっても大問題

最近Laryngoscope誌に掲載された論文[3]で，OSAの重症度が高まるほどT＆A周術期の呼吸器合併症のリスクが上昇することが示されている．エビデンスレベルは4であるが，対象610症例すべてがPSGによるOSA評価をされている点で重みのある論文である．もっともOSAの重症度と相関していた呼吸器合併症は術後のSpO_2低下であり，喉頭痙攣・気管支痙攣・肺炎・再挿管などのより深刻な合併症や術後出血のリスクは（発生頻度そのものが低くパワー不足である可能性はあるが）OSAの重症度と特に関係がない．

ではT＆Aの術前検査としてのPSGはどこまで必要なのだろうか．比較的最近のシステマティックレビュー[4]では，術後呼吸器合併症のリスクは術前診察で明らかな危険因子（BMI，年齢，併存疾患など）でほとんど予測可能であり，ルーチンのPSGは不要どころかえって有害としている．有害とする根拠として幼児のPSGを行いうる施設が限られていること，高い費用，手術までの期間が延びることなどが挙げられている．PSGを受けるように言われた患児の44％が二度と診察に訪れなかったという事実は笑い事では済まされない．

PSGを除くとSDBの重症度を判定しうるのは終夜パルスオキシメトリーにとどめを刺す．パルスオキシメトリーであれば手軽で経費も安く済み，親に説明のうえ自宅で行ってもらうこともできる．それも難しければ入院後手術前夜の睡眠時でも実施可能である．

2004年，BrouilletteらはAA自然睡眠時の終夜パルスオキシメトリーにおける酸素飽和度低下エピソードの回数と程度をもとにMcGill Oximetry Score（以下，MOS）という睡眠時呼吸障害の重症度分類を発表した[5]．パルスオキシメトリーのトレンドグラフさえあれば，誰でも一瞬でスコアを付けられるほど簡単な判定基準である（表1）．重要なことは，このスコアが高いほどT＆A後の低酸素イベント発生率が上昇することである．このことは術後の呼吸器合併症リスクが術前の終夜パルスオキシメトリーによって予測できることを示している．このMOSのスコア毎に周術期の管理計画を立て，患者のスコアが高いほど手厚い管理，慎重な監視を行うことにより安全性の向上が期待できる．参考としてモントリオール小児病院で採用されているプロトコールを示す（表2[6]）．

2．その他の有用な手段

今ではほとんどの人がスマホを持っており，スマホには動画の録画機能がついている．親から睡眠時のいびきや苦しそうな呼吸の訴えがある場

表 1. McGill Oximetry Score(MOS)の判定基準と呼吸器合併症の発生頻度

スコア	コメント	判定基準 SpO₂<90%の回数	判定基準 SpO₂<85%の回数	判定基準 SpO₂<80%の回数	呼吸器合併症の発生頻度
1	正常 or 未確定	<3	0	0	19%
2	軽症 OSA	≧3	≦3	0	35%
3	中等症 OSA	≧3	>3	≦3	60%
4	重症 OSA	≧3	>3	>3	62%

(文献 5 より改変)

表 2. OSA 重症度別,術後管理指針の一例

MOS3 (重症 OSA)	・入院が必須 ・オキシメトリーによるモニタリングは必須 ・PACU(最低 3 時間)を経て一般病棟管理可 ・麻酔科医が必要と判断すれば,PACU にて一晩管理
MOS4 (最重症 OSA)	・入院が必須 ・オキシメトリーによるモニタリングは必須 ・合併症がなければ PACU にて一晩管理 ・以下の場合は ICU 管理 　①複合疾患症例 　②3 歳未満 　③NIPPV 導入症例 　④週末・休日の手術症例
	術後デキサメタゾン:投与量は症例ごとに術者と協議

PACU:post-anesthesia care unit(麻酔回復室)
ICU:pediatric intensive care unit(集中治療室)
NIPPV:non-invasive positive pressure ventilation(非侵襲的陽圧換気)
(文献 6 と Raghavendran S, et al:An anesthetic management protocol to decrease respiratory complications after adenotonsillectomy in children with severe sleep apnea. Anesth Analg, 110:1093-1101, 2010. より転載)

合,その様子を動画で記録してもらうことは非常に役に立つ[6)7)]. 可能であれば患児の胸部・腹部がはだけた状態で録画してもらうとシーソー呼吸など上気道閉塞の徴候が判定しやすい.

いわゆるアデノイド顔貌は鼻閉により口呼吸になっているサインであるが,鼻閉を簡単に判定できるミッキーマウステストなるものがある[8)]. これは患児に"何もしない状態"と"鼻をつまんだ状態"で「ミッキーマウス」と発声してもらい,その音の違いを判定するものである. 発音の変化がない場合はすでに鼻閉が生じていると判断できる.

術中管理

1. 前投薬は行うか?

小児麻酔領域では術前の緊張を和らげるため,セルシンシロップ™などの前投薬を投与することがしばしばある. SDB のある T & A 患児ではどうすべきだろうか.

結論的にはこれは SDB の重症度と麻酔科医および施設の考え方次第といえる. 注意しなければならないのは,重症 SDB 患児では自然睡眠においてさえ低酸素になるほどの上気道閉塞が生じているという点である. セルシンシロップ™などベンゾジアゼピン系の薬剤は,筋緊張の低下によりこれをさらに悪化させる恐れがある. また,ジアゼパムであれミダゾラムであれ,効果が術後まで残る可能性もある. それらを勘案し,もし使うとしても用量を減量する,あるいは使用後はパルスオキシメーターを装着するなどの対応が求められるだろう. もちろん前投薬を行わないというのもひとつの考え方である.

2. 全身麻酔の導入は吸入導入?,それとも静脈導入?

比較的リスクの少ない小児の麻酔では吸入麻酔

による全身麻酔の導入，つまり吸入導入(inhalational induction)が広く行われてきた．小児にとって注射は大きな恐怖であるため，点滴確保で大暴れあるいは大泣きといった事態は珍しくない．大勢の大人に押さえ込まれて注射されることはトラウマにつながるし，啼泣により増えた分泌物は気道刺激の原因にもなる．それと比べれば，多少の異臭を我慢してもマスクから麻酔ガスを吸うだけで入眠できるのは大きなメリットのように思われる．しかし，実際は吸入導入であっても親から離されるだけ，マスクを当てられるだけで暴れ，泣き叫ぶ児も多く，結局は入眠するまで大勢で取り押さえて麻酔ガスを吸入させるといった事態(stormy induction)となることも少なくない．小児T＆Aの全身麻酔に関して，吸入導入も静脈導入(iv induction，鎮静薬を静注して導入する方法)もともに広く行われているようであるが，特に呼吸器系合併症が懸念されるような場合，どちらを選択するのが良いのだろうか．

これに関連して最近注目すべきRCTが発表された[9]．0～8歳までの患児300例において吸入導入(セボフルラン)または静脈導入(プロポフォール)で全身麻酔の導入をしたところ，患児に2週以内の風邪，1年以内の喘鳴(wheezing)，夜間の咳，湿疹，受動喫煙あるいは呼吸器疾患の家族歴などがある場合，吸入導入を用いた場合の周術期呼吸器合併症の発生率は43％と，静脈導入の26％に比べてリスク比で1.7倍も高かった．ちなみにこの場合の周術期呼吸器合併症とは喉頭痙攣，気管支攣縮，酸素飽和度低下(＜95％)，上気道閉塞，激しい咳嗽，術後の狭窄音(stridor)である．

この論文と同じ切り口の論文は過去に見当たらず，今後多くの追試がなされていくことであろう．また，この論文では残念ながら術前のSDBについては対象に含まれていないが，T＆Aの患児はしばしば反復性の上気道炎や喘鳴を伴っていることを考えるとその投げかける意味は大きい．

静脈穿刺時の疼痛に関しては，最近エムラクリーム™(リドカイン・プロピトカイン配合クリーム)が上市されたことで状況がかなり改善した．用法を守って使用すれば皮膚穿刺時の疼痛はほぼ解消できるように見受けられる．

それでも年齢や状況によっては泣いてしまう患児もいることだろう．分泌物などによる麻酔導入時トラブルの可能性を軽減するには，手術室に入る1時間以上前に静脈ラインの留置を済ませておく，という方法もある[8]．

以上をまとめると，全身麻酔の導入法に関しては吸入導入が有利とする根拠は見当たらず，静脈導入を明確に支持する研究が出てきており，従来問題視されてきた静脈ライン穿刺時の疼痛や導入時の啼泣に関しても工夫次第で軽減できる，ということである．

3．維持は吸入麻酔？，それとも静脈麻酔？

プロポフォール症候群がマスコミを賑わせて以来，同薬の危険性が耳目を集めるようになった．しかし，問題となったのは本来適応外である集中治療室での小児に対する持続鎮静についてであった．手術室の麻酔においてはこの事件のインパクトはほとんどなく，プロポフォールは従来どおり成人，小児を問わず用いられている．

現在広く行われている全身麻酔の維持は，麻酔の三要素「鎮静・鎮痛・筋弛緩」のうち，《鎮痛＝レミフェンタニル》，《筋弛緩＝ロクロニウム》の部分はほぼ固定で，選択の余地があるのは鎮静(意識を消失させる)の要素のみといっても過言ではない．その鎮静に使う薬剤は吸入麻酔(セボフルランまたはデスフルラン)か静脈麻酔(プロポフォール)のどちらかに絞られる．

実はほとんどの点において，吸入麻酔とプロポフォールに大差はない．ただし，覚醒時興奮の頻度については吸入麻酔の分が悪く，プロポフォールは明らかに頻度が低い[10]．実際，吸入麻酔の覚醒時には患児が大暴れしてしまって押さえきれないことはしばしば経験する．いかに念入りに止血した後であっても，患部の安静を考えればプロポフォール麻酔が有利といえよう．ただし，後述するが吸入麻酔による維持麻酔であっても覚醒時興

奮を抑制する手立てはある．なお，術後の嘔気・嘔吐に関しては，かつてはプロポフォールのほうがセボフルランより少ないと考えられていたが，その効果は術後早期に限られるようで，全体としては差が認められないようだ．

4．挿管チューブはカフなし？，それともカフあり？

小児麻酔領域では長らくカフなし挿管チューブが標準とされてきた．小児はもともと気管径が小さく，気管粘膜にわずかな浮腫が生じても気道狭窄の原因となりうる．粘膜に対する圧迫を最小限にするために，カフなしのほうが有利と考えられてきたのだ．しかし，カフなしチューブは細すぎるとリークが多すぎて陽圧換気できず，逆に太すぎると粘膜を広範に損傷してしまう．適切なサイズが決まるまで何度も挿管操作をやり直し，1回の手術のために何本もチューブを消費してしまうことは珍しくなかった．しかし，近年小児でもカフ付きチューブの使用が広まっている．

実のところ麻酔科医は長年「幼児，小児の気道は成人と違って漏斗状の形状をしており，もっとも狭いのは声門下である」と教えられ，そのように信じてきた．そのため2000年代に入り画像解析によってそれを覆す内容の論文[11)12)]が発表されると大きな驚きをもって迎えられた．現在では気道の形状は基本的に終生変わらず，声門部がもっとも狭いと考えられている．また，これらの解析の中で気道の横断面は前後に長い楕円形であるとの所見もあり，断面が正円形のカフなしチューブをフィットさせようとすることの妥当性に疑問が投げかけられることとなった．

もうひとつの理由はチューブ製造技術の進歩により，たとえばマイクロカフ™と呼ばれるポリウレタン製の柔軟なカフを備えたチューブが登場したことである．このチューブはカフ部分以外にも様々な改良が施され，小児麻酔に適した仕様となっている．

カフなしチューブではチューブ周囲からのガス漏れは必発であり，カプノグラム波形が描出困難となることが多いが，カフ付きチューブではリークを抑制できる[13)]分波形が表示されやすい．カプノグラム波形は換気状態のモニタリングに非常に有用であり開口器によるチューブトラブルの早期発見にも役立つ．また，出血の気道への流れ込みを抑制する意味でもカフ付きのほうが望ましい．ただし，カフは血液の侵入を完全に食い止めるものではないため，カフ付きチューブであってもチューブ周囲のガーゼパッキングは有用と思われる．

以上，筆者としてはカフ付きチューブを推奨するが，現時点ではカフなし，カフ付きの評価は必ずしも確定的ではなく[14)]，従来のカフなしチューブの使用を否定するものではない．

5．術後鎮痛用麻薬の使用量

全身麻酔中の鎮痛は先述のとおりレミフェンタニルが主体であるが，レミフェンタニルは半減期が短く術後に残らないことが特徴であり，かつT&Aの術後痛はかなり強いので，術後鎮痛のために別の手段を講じなければならない．ここでも麻薬が最大の柱であり，一般的には術中からフェンタニルやモルヒネなどの，より作用時間の長い麻薬を投与することが行われている．しかし，それらの投与量が多すぎれば術後の呼吸抑制を引き起こし，患者を危険に曝すことになってしまう．

BrownらはOSA治療のためにT&Aを受けた小児の術後モルヒネ使用量を検討し，術前睡眠検査でnadir SpO_2値が低いほど，また年齢が低いほど術後モルヒネの所要量が少なく，場合によってはモルヒネ投与が不要である[15)]こと，続く研究ではnadir SpO_2＜85％の患児ではnadir SpO_2≧85％の患児と比べモルヒネの所要量が半量で済む[16)]ことを示した．そのメカニズムは反復性低酸素曝露による中枢の麻薬感受性亢進と考えられており，したがって，投与量が少なくても痛がることもない．

フェンタニルやモルヒネは半減期が長いため，過量投与してしまうと容易に取り消すことができない．我々はフェンタニルを使っているが，方針としてまず通常使用量の半量を目安に少なめに投与

し，必要に応じて後から追加することとしている．

6．覚醒時興奮軽減のために

全身麻酔の覚め際に患者が興奮して暴れ，スタッフ全員で押さえなければならない事態は時々発生する．点滴ラインやドレーン抜去などの有害イベントにつながることもあり，麻酔科医としてもできるかぎり避けたい合併症だ．しかし，根本的な原因は未解明であり，対策にも決め手はない．

耳鼻科領域の手術，小児患者はいずれも覚醒時興奮の危険因子である．疼痛も危険因子なので覚醒前の鎮痛処置は重要だが，先述したとおり麻薬を入れすぎると呼吸抑制，覚醒遅延につながってしまう．至適投与量の予測はなかなか難しい．

決め手はないと述べたが，それなりに有効な対策はいくつかある[10]．まず，麻酔の維持はプロポフォールのほうが吸入麻酔よりも覚醒時興奮が少ないので，プロポフォール麻酔に切り替えること．術中の麻酔維持が吸入麻酔主体であっても，覚醒前にプロポフォールをボーラスするだけでも効果がある．その他，覚醒前のデクスメデトミジンやケタミンのボーラス投与も有効性が示されている．興味深いことに，覚醒時に親を同席させることには効果がないようだ．もっとも覚醒時興奮に効果がなくとも，覚醒後の患児が親を求めることは自然なので，当院では親に回復室で待機してもらい覚醒後すぐ面会できるようにしている．

7．覚醒抜管？　それとも深麻酔下抜管？

あらゆる全身麻酔において，浅麻酔の状態で患者に刺激を加えることは異常反射などのトラブルにつながるため可能な限り避けるのが鉄則である．挿管チューブの抜管も当然浅麻酔下はありえず，深麻酔下または覚醒下の二択となる．ご存知のとおり，大抵の手術においては覚醒後の抜管が普通だが，T＆A後の小児患者については覚醒時興奮回避のため深麻酔下抜管もよく行われている．どちらが良いかは長年の議論があり，最近もRCTがいくつか発表されている．結論はどちらでも良い，つまり両者で術後合併症の頻度に差はない[17,18]ということで，ほぼ大方の見解の一致をみている．

術後管理

1．術直後はSDBが悪化する可能性がある

T＆Aは気道内に張り出した過剰な軟部組織を切り取る手術であるから，術後気道の開存性は改善することが期待できる．しかし，これは術後ある程度時間が経ってからのことで，術直後は気道粘膜の浮腫，出血，分泌物の増加，残存する麻酔薬や麻薬性鎮痛薬などの影響があり，SDBが一時的に悪化することは想像に難くない．

図1はこの事実を明瞭に示した終夜オキシメトリーの記録である[7]．T＆A当日の夜は酸素飽和度の低下が著しく，酸素投与により改善は認められるものの，かなり危険な水準の低酸素症が続いていることがわかる．比較的最近の肥満OSA患児を対象とした研究[19]でも，少なくとも手術当日夜は術前と同レベルのOSAが残存していることが示されている．

2．術後鎮痛と嘔気軽減にステロイド

T＆Aの術後痛は強いため，術中の麻薬投与だけでは十分な鎮痛が得られないことも多く，また麻薬の追加投与は呼吸抑制をはじめとする副作用のため限度がある．当然マルチモーダル鎮痛としてNSAIDsやアセトアミノフェンの投与がしばしば行われるが，それらに加えて近年定位置に加わったのがステロイド薬の投与である[6,7]．通例デキサメタゾン0.15〜0.3 mg/kgを術中に静注する．

デキサメタゾンは炎症や浮腫の抑制などにより疼痛軽減の役割を果たすほか，術後嘔気・嘔吐の予防にも有効である．この程度の用量では感染の懸念もないことが知られており，他に禁忌がないかぎりルーチンに使用して良い．ただあくまで補助的な役割であり，用量を増やしたからといって効力が際限なくアップするわけではない．

3．持続的な監視こそが周術期を安全に乗り切るカギ

冒頭に引用した"ヒューストン，トラブル発生だ！"の論文[1]において強調されていたことは術

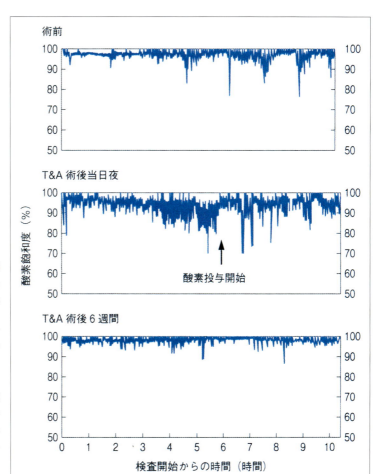

図 1.
T & A を受けた重症 OSA 患児の夜間オキシメトリー変化
術前のオキシメトリー検査は，MOS-3 の重症 OSA を示している．T & A 後当日の夜間オキシメトリーでは，入眠後，徐々に酸素飽和度が悪化し，その程度は術前よりもひどく，深夜に酸素投与を必要としている．術後 6 週間時点では，オキシメトリーは正常化している
(Nixon GM, et al：Sleep and breathing on the first night after adenotonsillectomy for obstructive sleep apnea. Pediatr Pulmonol, 39：332-338, 2005. より引用)

後の持続的呼吸モニタリングの重要性であった．出血はもちろん重大な合併症であるが，見ればすぐそれとわかる．対照的に麻薬の過量投与などによる呼吸トラブルは静かに進行するため外見上わかりづらい．同論文では術後 PACU で，父親の腕の中で亡くなった 5 歳の症例が紹介されているが，この症例もモニタリングがなされておらず，父親は眠っていると思っていたという．親は医療従事者でないとはいえ，客観的モニタリングが必須であるのは明白だ．現時点では残念ながら，"どのような呼吸モニタリングをいつまですれば良いか"といった具体的な指針は見当たらないが，先述のモントリオール小児病院のプロトコールなどを参考に，重症例では集中治療室を利用するなど十分な監視を行っていただきたい．手術が成功したにもかかわらず呼吸のトラブルで患者を失えば，家族はもちろん我々スタッフの衝撃も計り知れない．訴訟となった場合，賠償金の金額も大きい[1]．

謝 辞

本稿をまとめるにあたり，千葉大学麻酔学講座の北村祐司先生の著作を多数参考にさせていただいた．本稿の筆者も千葉大学出身なので身贔屓の感があるかもしれないが，現在この分野で北村先生が発信している情報は国内最高レベルであると思う．ここに記して感謝申し上げる．

文 献

1) Coté CJ, Posner KL, Domino KB：Death or neurologic injury after tonsillectomy in children with a focus on obstructive sleep apnea：Houston, we have a problem! Anesth Analg. 2014；118(6)：1276-1283. doi：10.1213/ANE.0b013e318294fc47.
2) Roland PS, Rosenfeld RM, Brooks LJ, et al：Clinical practice guideline：Polysomnography for sleep-disordered breathing prior to tonsillectomy in children. Otolaryngol- Head Neck Surg. 2011；145(SUPPL. 1). doi：10.1177/0194599811409837.

3) Kang KT, Chang IS, Tseng CC, et al：Impacts of disease severity on postoperative complications in children with sleep-disordered breathing. Laryngoscope. 2017. doi：10.1002/lary.26539.
4) Saur JS, Brietzke SE：Polysomnography results versus clinical factors to predict postoperative respiratory complications following pediatric adenotonsillectomy. Int J Pediatr Otorhinolaryngol. 2017；98：136-142. doi：10.1016/j.ijporl.2017.05.004.
5) Nixon GM, Kermack AS, Davis GM, et al：Planning adenotonsillectomy in children with obstructive sleep apnea：The role of overnight oximetry. Pediatrics. 2004；113(1)：e19-e25. doi：10.1542/peds.113.1.e19.
6) 北村祐司：閉塞性睡眠時無呼吸：小児．磯野史朗（編）：259-263, 麻酔科医として必ず知っておきたい周術期の呼吸管理．羊土社, 2017.
　　Summary　睡眠時無呼吸・気道管理の大家, 磯野史朗先生の意図が全編に浸透している．周術期気道管理全般につき最新の知見を網羅．
7) 北村祐司：小児の閉塞性睡眠時無呼吸症候群．LiSA, **22**(7)：674-679, 2015.
　　Summary　北村先生がモントリオール小児病院時代に直接吸収した知見を凝縮．McGill Oximetry Score に関して詳述されている．
8) 原　貴子, 北村祐司：導入支援アプリで前酸素化を確実に行い，PRAE 高リスクのため術後は ICU で管理．LiSA, **25**(8)：826-829, 2018. http://www.medsi.co.jp.
9) Ramgolam A, Hall G, Zhang G, et al：Inhalational versus Intravenous Induction of Anesthesia in Children with a high Risk of Perioperative Respiratory Events. Anesthesiology. 2018；128(6). doi：10.1097/ALN.0000000000002152.
　　Summary　呼吸器合併症のリスクのある小児において静脈導入が吸入導入より安全であることを初めて示した画期的論文．
10) Costi D, Cyna A, Ahmed S, et al：Effects of sevoflurane versus other general anaesthesia on emergence agitation in children. Cochrane Database Syst Rev. 2014；(9). doi：10.1002/14651858.CD007084.pub2.
11) Litman RS, Weissend EE, Shibata D, et al：Developmental changes of laryngeal dimensions in unparalyzed, sedated children. Anesthesiology, **98**(1)：41-45, 2003.
12) Dalal PG, Murray D, Messner AH, et al：Pediatric laryngeal dimensions：An age-based analysis. Anesth Analg. 2009；108(5)：1475-1479. doi：10.1213/ane.0b013e31819d1d99.
13) Chambers NA, Ramgolam A, Sommerfield D, et al：Cuffed vs. uncuffed tracheal tubes in children：a randomised controlled trial comparing leak, tidal volume and complications. Anaesthesia. 2018；73(2)：160-168. doi：10.1111/anae.14113.
14) De Orange FA, Andrade RG, Lemos A, et al：Cuffed versus uncuffed endotracheal tubes for general anaesthesia in children aged eight years and under. Cochrane Database Syst Rev. 2017；(11). doi：10.1002/14651858.CD011954.pub2.
15) Brown KA, Laferrière A, Moss IR：Recurrent hypoxemia in young children with obstructive sleep apnea is associated with reduced opioid requirement for analgesia. Anesthesiology. 2004；100(4)：806-810. doi：10.1097/00000542-200404000-00009.
16) Brown KA, Laferrière A, Lakheeram I, et al：Recurrent hypoxemia in children is associated with increased analgesic sensitivity to opiates. Anesthesiology. 2006；105(4)：665-669. http://www.ncbi.nlm.nih.gov/pubmed/17006062. Accessed March 6, 2016.
17) von Ungern-Sternberg B, Davies K, Hegarty M, et al：The effect of deep vs. Awake extubation on respiratory complications in high-risk children undergoing adenotonsillectomy?：A randomised controlled trial. Eur J Anaesthesiol. 2013；30(9)：529-536. doi：10.1097/EJA.0b013e32835df608.
18) Baijal RG, Bidani SA, Minard CG, et al：Perioperative respiratory complications following awake and deep extubation in children undergoing adenotonsillectomy. Cote C, ed. Paediatr Anaesth. 2015；25(4)：392-399. doi：10.1111/pan.12561.
19) De A, Waltuch T, Gonik NJ, et al：Sleep and breathing the first night after adenotonsillectomy in obese children with obstructive sleep apnea. J Clin Sleep Med. 2017；13(6)：805-811. doi：10.5664/jcsm.6620.

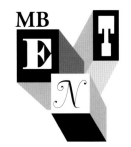

◆特集・子どもの睡眠・呼吸障害―病態・合併症・治療―

喉頭軟弱症と呼吸障害

濱本真一[*1] 原 浩貴[*2]

Abstract 喉頭軟弱症(laryngomalacia)は，新生児・乳幼児の先天性喘鳴の原因として最も頻度の高い疾患である．声門上部構造が吸気時に喉頭内に陥入して気道が狭窄することによって生じるとされる．原因として，乳幼児期の喉頭の構造的特徴とその脆弱性の関与が大きい．多くの症例では成長とともに2歳頃までに自然軽快，治癒する．しかし，発育不全，呼吸障害や嚥下障害，他の合併症を伴う場合には気道確保の他，手術を含めた積極的な医療介入が必要な場合もある．そのため，早期の正確な診断と適切な治療方針の決定が重要となる．本稿では，喉頭軟弱症において生じうる呼吸障害の病態，その診断および治療について述べる．

Key words 喉頭軟弱症(laryngomalacia)，吸気性喘鳴(stridor)，閉塞性睡眠時無呼吸症(obstructive sleep apnea)，喉頭形成術(laryngoplasty)，喉頭蓋吊り上げ術(epiglottopexy)

はじめに

喉頭軟弱症(laryngomalacia)は，新生児・乳幼児の先天性喘鳴の原因として最も頻度の高い疾患である[1]．喉頭蓋などの声門上部組織が吸気時に喉頭内腔に吸引され，吸気性喘鳴および気道閉塞をきたす病態であり，1961年にHolinger[1]により名付けられた．ほとんどの症例では2歳頃までに自然軽快・治癒することが多いとされる．しかし，症例の中には重症例や他の喉頭疾患，中枢性疾患などの全身疾患を合併する例もある．手術を含めた積極的な医療介入が必要になる場合もあり，正確な診断と治療方針の決定が重要となる．本稿では，喉頭軟弱症において生じうる呼吸障害の病態，その診断および治療について述べる．

喉頭軟弱症の病態

多くは出生数週から生じる吸気性喘鳴として発症する．乳幼児期の喘鳴をきたす疾患の45〜75%を占める[2]．声門上部構造が吸気時に喉頭内に陥入して気道が狭窄することによって生じるとされる．原因として，乳幼児期の喉頭の構造的特徴とその脆弱性の関与が大きい．披裂部が大きく披裂喉頭蓋ひだが短いこと，尖塔型やΩ型の喉頭蓋が多く喉頭入口部が狭くなる解剖学的要因だけでなく，軟骨や支持組織は未熟で喉頭の枠組みが弱く気道内圧の影響を受けやすい組織学的要因も影響する．また，他の喉頭奇形や舌根嚢胞の合併による喉頭脆弱性の増加や気道狭窄の増強，脳性麻痺や神経筋疾患の合併による喉頭筋群の緊張低下によって症状が顕著となりやすい．神経筋コントロールの未熟さによる喉頭機能と緊張低下を含む神経学的な関与も報告されている[3]．さらに，胃食道逆流(gastroesophageal reflux；GER)や咽喉頭酸逆流(laryngopharyngeal reflux；LPR)に起因する声帯上部の粘膜炎症・浮腫が本疾患と関連し，重症度に影響を与えることも示唆されている[4,5]．症状発症時期と病態の関連[6]については，生後2ヶ月未満では哺乳・嚥下障害や哺乳時のSpO₂低下として症状が出現しやすく，肺活量が増

[*1] Hamamoto Masakazu, 〒701-0192 岡山県倉敷市松島577 川崎医科大学耳鼻咽喉科学
[*2] Hara Hirotaka, 同, 教授

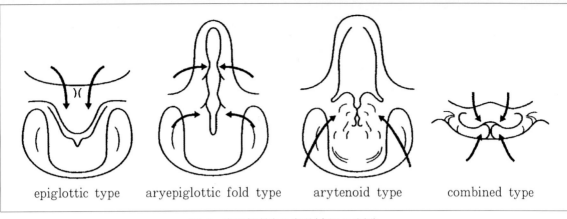

図 1. 喉頭軟弱症の病型（安岡の分類）

加する生後 2 ヶ月以降では喘鳴などの呼吸障害が主な症状となるとされる．高率に嚥下障害を合併することが本症の特徴であり，2 歳以降で症状が認められる症例では，中枢性疾患の合併を認めることが多く，他の神経学的要因も加わり嚥下障害を生じていることを示している．

喉頭軟弱症の診断

症状の発症様式や発症時期，喘鳴が出現する場面や姿勢などを十分に聴取することが診断を進めるうえで重要となる．発症時期は重症度によっても異なり，喘鳴は出生直後から呈する場合もあるが，肺活量が増加する生後 2～3 ヶ月頃から顕著に出現することが多い[8]．一般的に啼泣時，哺乳時，仰臥位で悪化する[7]．

診断には喉頭ファイバーが必須である．無麻酔下でファイバーを経鼻的に挿入し，通常は啼泣時の喉頭を吸気・呼気ともに観察し，声門上部構造が喉頭内に陥入している像が認められれば診断は確定する．陥入を認めれば，陥入部位が喉頭蓋，披裂喉頭蓋ひだ，披裂であるかを確認する．同時に声帯麻痺，声門下狭窄など他の合併症の確認も必要である．状態によっては短時間の観察にとどめざるを得ないため，正確な診断のためには，必ず動画を録画し，複数回再生し検討することが必要であり，同時に喘鳴音の録音を行うことも有用である[9]．しかし，啼泣時，呼気時の披裂部は前上方に移動することから，本疾患との鑑別には注意が必要である．また，他の喉頭病変や気道狭窄所見（secondary airway lesions；SALs）を合併することもあり，声門部の詳細な観察が重要である．喉頭ファイバーのみでは診断が困難な場合は，画像検査での検索や全身麻酔下での直達喉頭鏡検査の検討が必要である[10]．呼吸生理学的診断として，安静自発呼吸下でマスクを用いた flow-volume 曲線も有用であり，治療効果判定にも用いられる[11]．

喉頭ファイバーを施行する際は，チアノーゼが出現するような呼吸困難の強い症例において，酸素吸入や気管挿管の準備を行い対応することが重要である．

喉頭軟弱症の分類はいくつかあるが，本邦からは安岡が McSwiney の分類[12]をもとに喉頭ファイバー所見によって陥入する解剖学的部位で 4 型に分けたものがある．喉頭蓋型，披裂喉頭蓋ひだ型，披裂型，合併型とする分類である（図 1）[13]．病型の確認は，後述する治療法の選択において重要である．

喉頭軟弱症の診療の注意点

喉頭軟弱症の診療において注意が必要なことは，他の気道病変や全身合併症の把握である．他の気道病変の合併（secondary airway lesions；SALs）の割合については，7.7～51.8%[10)14)15)]との報告を認め，声帯麻痺や喉頭囊胞，声門下狭窄や気管・気管支軟弱症などが挙げられる．喉頭軟弱症の外科的治療の介入率は，SALs のある症例（27%）は SALs のない症例（5.6%）の約 5 倍[15]とさ

れ，正確な診断と治療選択が重要である．また，65％に何らかの全身合併症を認めたとの報告もある[16]．先天性心疾患，染色体異常，外表奇形，神経疾患，そして胃食道逆流（GER）などである．特に，GERは高率に合併し，GERに起因する粘膜炎症が喉頭軟弱症の重症度に影響を与える可能性が示唆されている[4,5]．そのため，GERを疑う症例では24時間pHモニタリングによる診断，体位指導やPPIなどの薬物治療などによる管理も併せて行う．神経疾患は，喉頭軟弱症患児の20～45％[2]に合併し，てんかん，精神発達遅延，脳性麻痺，小頭症，キアリ奇形などが挙げられる．また，先天性疾患や染色体異常は8～20％[3]に合併するとされ，なかでもダウン症患児での合併の報告が多い．

閉塞性睡眠時無呼吸症との関連

喉頭軟弱症の5～20％は閉塞性睡眠時無呼吸症（obstructive sleep apnea；OSA）を含む何らかの呼吸器合併症を有するとされる[17]．しかし，喉頭軟弱症におけるOSAの発生率は不明なままである．欧米からの報告では，OSA患児の43.6％が喉頭軟弱症を有病することを指摘している[18]．夜間低酸素血症やOSAの疑いがある場合は，睡眠ポリグラフィー検査を積極的に検討する．しかし，重症例では，チアノーゼ，肺性心，肺高血圧などを引き起こす場合もあり早急な外科的介入を必要とする．実際，OSAに対して声門上形成術を施行した効果は，ほとんどの症例で術後3日目という早い段階でみられ，喘鳴の有意な減少やチアノーゼ発作の消失が示されている[19]．

従来型（先天性）の喉頭軟弱症では，患児は覚醒時および睡眠時に症状を示す．しかし，一部の患児の中には，睡眠時にのみ声門上構造の虚脱をきたし症状を呈することがあり，睡眠時喉頭軟弱症という疾患概念が存在する[20]．睡眠時喉頭軟弱症は2歳以上で発症することが多く，推定発生率は3.9％，薬物睡眠下喉頭内視鏡検査で診断することができる[21]．睡眠時喉頭軟弱症の系統的なレビューでは，罹患児の77.4％がOSAに対するアデノイド切除術，口蓋扁桃摘出術後に診断を受けている[20]．手術不応のOSA症例の場合には，薬物睡眠下での喉頭内視鏡検査が，閉塞部位（舌扁桃，喉頭蓋，披裂部など）の特定に役立つ．

治療

多くの場合は2歳頃までに自然治癒する．軽症例では呼吸器感染に注意しながら，喉頭鏡検査などによる定期的な経過観察を行う．哺乳不良，体重増加不良，重度のOSA，合併症（漏斗胸，肺性心，気管軟弱症など）がみられる重症例では外科的治療を含む積極的な医療介入が必要になる．対症療法として，体位の工夫（腹臥位など），経管栄養，そして感染対策を行う．感染対策としては，呼吸器感染症を予防するため，家族を含めたワクチン接種や，重症化が危惧される例ではマクロライド少量長期投与を行うこともある[22]．呼吸管理として，酸素投与，経鼻陽圧呼吸，high-flow nasal cannula system（HFNC）などを行う．こうした介入でも管理困難な場合や繰り返す症例などでは，病態により気管挿管や気管切開の他，声門上部形成術なども適応になる．安岡ら[23]は，重症例24例の対応について気管挿管13例，気管切開4例，声門上部形成2例，喉頭気管分離2例であったとし，手術例は全例で他の喉頭異常や全身合併症を認め，喉頭気管分離2例は脳性麻痺児であったと報告している．なお，重症例でも喉頭軟弱症単独ならば3年以内に治癒していたと述べている．重症の喉頭軟弱症に対し，欧米では1980年代から積極的な外科治療が行われてきた．Olneyら[24]は喉頭軟弱症を披裂部型，披裂喉頭蓋ひだ短縮型，喉頭蓋型の3つに分類し（図2），披裂部型，披裂喉頭蓋ひだ短縮型に対してはレーザーおよびラリンゴ剪刀による喉頭形成術，特に披裂部型においては披裂部の余剰粘膜の切除（supraglottoplasty），披裂喉頭蓋ひだ短縮型においては披裂喉頭蓋ひだの短縮部の切開（aryepiglottoplasty）を選択し，喉頭蓋型に対しては喉頭蓋吊り上げ術（epiglottopexy）や喉頭蓋の切除（epiglottectomy）

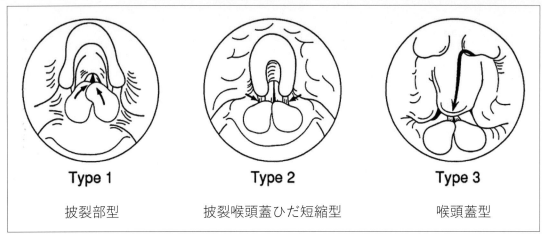

図 2. 喉頭軟弱症の病型（Olney 分類）

が試みられ，いずれも良好な結果が報告されている[25)26)]．なお，喉頭形成術の合併症として誤嚥，出血，肉芽形成，声門上狭窄などが報告されており，なかでも声門上狭窄は，重篤な呼吸障害をきたし気管切開などの処置が必要となる場合もあり注意が必要である[24)]．

まとめ

喉頭軟弱症は，経過観察で自然軽快する軽症例から積極的な医療介入が必要な重症例まで様々である．早期診断や治療介入の至適タイミングを逃さず，適切な管理・治療方針の選択が重要と考える．

参考文献

1) Holinger PH：Clinical aspects of congenital anomalies of the larynx, trachea bronchi and esophagus. J Laryngol Otol, 75：1-44, 1961.
2) Landry AM, Thompson DM：Laryngomalacia：disease presentation, spectrum, and management. Int J Pediatr. 753526, 2012.
3) Thompson DM：Abnormal sensorimotor integrative function of the larynx in congenital laryngomalacia：a new theory of etiology. Laryngoscope, 117：1-33, 2007.
4) Giannoni C, Sulek M, Friedman EM, et al：Gastroesophageal reflux association with laryngomalacia：a prospective study. Int J Pediatr Otorhinolaryngol, 43：11-20, 1998.
5) Hartl TT, Chadha NK：A systematic review of laryngomalacia and acid reflux. Otolaryngol Head Neck Surg, 147：619-626, 2012.
6) 西窪加緒里，兵頭政光：外科的治療を要した喉頭軟弱症の 2 例．喉頭，22：25-29, 2010.
7) 守本倫子，川城信子，土橋信明ほか：小児先天性喉頭喘鳴の検討．日耳鼻，107：690-694, 2004.
8) 有本友季子：喘鳴の診断と気道管理．JOHNS, 23：1209-1214, 2007.
9) 原 浩貴，津田潤子：喉頭軟弱症．日本小児耳鼻咽喉科学会（編）：284-287，小児耳鼻咽喉科 第 2 版．金原出版, 2017.
10) 田中加緒里，西田直哉，山田啓之ほか：吸気性喘鳴を主訴に当科を受診した乳幼児の臨床的検討．日気食会報，69：189-196, 2018.
11) 長谷川久弥：喉頭軟化症の診断と治療．東女医大誌，87：35-39, 2017.
12) McSwiney PF, Cavanagh NPC, Languth P：Outcome in congenital stridor（laryngomalacia）. Arch Dis Child, 52：215-218, 1977.
13) 安岡義人，豊田 実：喉頭軟弱症．日本小児耳鼻咽喉科学会（編）：284-287，小児耳鼻咽喉科診療指針．金原出版, 2009.
Summary 喉頭軟弱症に対する McSwiney の分類をもとに喉頭ファイバー所見によって陥入する解剖学的部位で 4 型に分け，喉頭蓋型，披裂喉頭蓋ひだ型，披裂型，合併型とする分類法が示されている．
14) Rifai HA, Benoit M, El-Hakim H：Secondary airway lesions in laryngomalacia：a different perspective. Otolaryngol Head Neck Surg, 144：268-273, 2011.
15) Dickson JM, Richter GT, Meinzen-Derr J, et al：Secondary airway lesions in infants with

laryngomalacia. Ann Otol Rhinol Laryngol, **118**：37-43, 2009.
Summary 喉頭軟弱症の外科的治療の介入率は，他の気道病変の合併のある症例は，他の気道病変を合併しない症例の約5倍である．

16）阪本浩一：乳幼児の呼吸障害に対する対応―3歳未満の睡眠時無呼吸症候群に対する手術療法の手技と術後管理，周辺疾患との関連まで．小児耳鼻, **33**：272-280, 2012.

17）Farhood Z, Ong AA, Nguyen SA, et al：Objective Outcomes of Supraglottoplasty for Children with Laryngomalacia and Obstructive Sleep Apnea. A Meta-analysis. Otolaryngol Head Neck Surg, **142**：665-671, 2016.
Summary 喉頭軟弱症の5〜20%は閉塞性睡眠時無呼吸症を含む何らかの呼吸器合併症を有する．

18）Goldberg S, Shatz A, Picard E, et al：Endoscopic findings in children with obstructive sleep apnea：effects of age and hypotonia. Pediatr Pulmonol, **40**：205-210, 2005.

19）Katin LI, Tucker JA：Laser supraarytenoidectomy for laryngomalacia with apnea. Trans Pa Acad Ophthalmol Otolaryngol, **42**：985-988, 1990.

20）Camacho M, Dunn B, Torre C, et al：Supraglottoplasty for laryngomalacia with obstructive sleep apnea：A systematic review and meta-analysis. Laryngoscope, **126**：1246-1255, 2016.
Summary 睡眠時にのみ声門上構造の虚脱をきたし症状を呈することがあり，睡眠時喉頭軟弱症という疾患概念が存在する．

21）Thevasagayam M, Rodger K, Cave D, et al：Prevalence of laryngomalacia in children presenting with sleep-disordered breathing. Laryngoscope, **120**：1662-1666, 2010.

22）長谷川久弥：小児喉頭・気管・気管支軟化症の診断と治療．小耳鼻, **38**：282-290, 2017.

23）安岡義人，豊田 実：喉頭軟弱症の取り扱い―重症例の検討―．喉頭, **21**：93-97, 2009.
Summary 喉頭軟弱症重症例24例に対する治療内容を検討し，喉頭軟弱症単独の場合では3年以内に治癒していたことを報告している．

24）Olney DR, Greinwald JH Jr, Smith RJ, et al：Laryngomalacia and its treatment. Laryngoscope, **109**：1770-1775, 1999.

25）Sichel JY, Dangoor E, Eliashar R, et al：Management of congenital laryngeal malformations. Am J Otolaryngol, **21**：22-30, 2000.

26）Kelly SM, Gray SD：Unilateral endoscopic supraglottoplasty for severe laryngomalacia. Arch Otolaryngol Head Neck Surg, **121**：1351-1354, 1995.

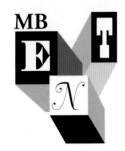

◆特集・子どもの睡眠・呼吸障害—病態・合併症・治療—

重症心身障害児の呼吸障害

田中総一郎*

Abstract 重症心身障害児の死因の約50%は呼吸器系疾患である．呼吸障害に対する健康管理は，生命維持機能と直結しており，重要な課題といえる．その呼吸障害の特徴や特殊性について，呼吸理学療法・肺内パーカッションベンチレーター・気管支鏡などを用いた治療的アプローチについて解説する．また，呼吸ケアの知識や安全で効果的な技術をご家族，訪問看護師やヘルパーに対して研修・支援する体制についても紹介する．

Key words 重症心身障害児(severe motor and intellectual disabilities)，呼吸障害(respiratory distress)，呼吸理学療法(respiratory physical therapy)，肺内パーカッションベンチレーター(intrapulmonary percussive ventilation)，気道病変(airway disorder)，多職種連携(collaboration among medical institutions)

はじめに

重症心身障害児(以下，重症児)における死因の調査[1]では，肺炎・気管支炎42.4%と呼吸不全10.8%を合わせると呼吸障害で50%を超えている．呼吸障害に対する健康管理は，生命維持機能と直結した重要な課題である．

重症児とは，歩行や座位保持ができないなど運動面での発達障害と，知能指数35未満の知能障害をあわせ持つ子どもたちである．具体的には，例えば，3歳以上で有意語がない，寝たきりの状態といえる．しかし，近年のコミュニケーションエイドの進歩，教育や福祉の歩みによって質の高い療育や生活の場が確保されるなかで，発達指数には表れない豊かな精神世界を有している子どもたちであることが明らかにされている．仙台市在住のある女性は寝たきりで有意語もなく重症心身障害と診断されており，唾液の誤嚥や胃食道逆流症などから常に呼吸障害に悩まされてきた．12歳頃，喉頭気管分離術と胃食道逆流症に対する防止

術を受け体調が安定したころから，手で文字を書くリハビリテーションに取り組み始め，現在では詩人として活動している．「呼吸，食事，睡眠，排泄といった生活の基盤が安定すると子どもは本来の力を発揮できる」ことを示す事例である．呼吸障害に対するアプローチは，生命機能の維持という目的だけではなく，子どもたちの自己表現や自己実現を援助するというもっと積極的な目的を持っている．

子どもの生活を支える要素について，基本に生命の安全があり，その上に健康の維持があり，一番上に社会生活があるという図1-aの三角形のようなモデルがある．濃厚な医療が必要であったり重い障害があったりして生きるのに精いっぱいな子どもたちは，図1-bの三角形のように，下段の生命の安全ばかりが強調され，なにかあったら大変と社会生活が制限されてしまい，外に出て人と出会う機会が限られてしまい，一番上の社会生活が小さくなってしまう．

前述の重症心身障害の女性の作った「積乱雲」

---

* Tanaka Soichiro, 〒989-3126 宮城県仙台市青葉区落合6-13-12　医療法人財団はるたか会　あおぞら診療所ほっこり仙台，院長

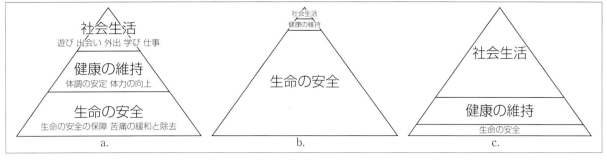

図 1.
a：子どもの生活を支える要素．生命の安全という土台の上に，健康でいることができ，社会生活が営める
b：医療の視点．生きることで精いっぱいな子どもたち．濃厚な医療が必要な子どもたちは生命の安全ばかりが強調されやすく，人との出会いや学びの機会が乏しくなってしまう
c：いつもの私たち．一般の生活をしている私たちは，社会生活の占める割合が大きく，生命の安全を考えて毎日を生きている人は少ない．濃厚な医療を必要としている子どもたちも，きっとこう生きたいはず

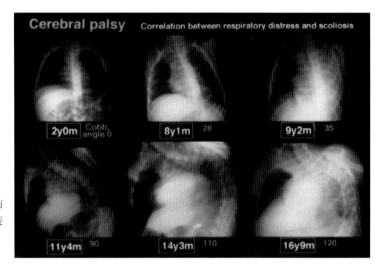

図 2.
脳性麻痺児の胸部 X 線写真の経年的変化
胸郭変形や側弯の進行とともに，肺炎や無気肺を認めるようになり，気管切開や人工呼吸器装着が必要となっている

という詩が，小学 4 年生の国語の教科書に掲載されている[2]．「ぐんぐんそだつ／ぐんぐんのびる／なつのくも／そんなふうに／いきおいよく／いきてみたい」

日々の生活を健康に過ごせている私たちは，図 1-c のように，生命の安全を心配して生きている人は少なく，健康でいることも忘れがちで，今日は何を食べようか，どこへ行こうかと社会生活の占める割合が大きくなっているはずである．

濃厚な医療が必要な子どもも，重い障害のある子どもも，きっと私たちと同じように生きたい，「積乱雲」のようにいきおいよく生きてみたいのだと思う．

ゆうあい会石川診療所の高橋和俊先生は，私たち医療者の役割を次のように教えてくれた．「医療って下水道のようなものだと思う．下水道って街の中の目立つところにあるとちょっと嫌だけど，でも，ないと困る．」医療者は子どもの生命の安全を見えないところから支え，そしてその土台の上に子どもが積乱雲のようにぐんぐんのびる．私たちにはそんなかかわりが求められている．

重症児の呼吸障害の特徴と特殊性

重症児が有する呼吸障害の特徴や特殊性を以下に挙げる．

1．胸郭呼吸運動障害[3]

重い脳障害のため，自らの姿勢調節や体位変換ができず，長期にわたり不良姿勢となることや，呼吸筋の異常緊張と全身の異常姿勢パターンから円滑な呼吸運動が障害される．これが固定化されると，胸郭可動性の低下と胸郭の変形が進行し，換気量の減少がみられる．図 2 は，脳性麻痺児の

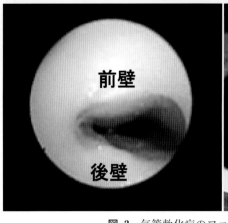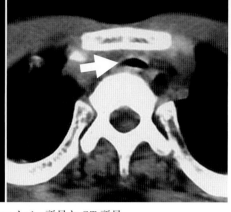

図 3. 気管軟化症のファイバー所見と CT 所見
反り返りなどで胸郭変形の強い症例では，胸骨と脊椎に挟まれる形で気管(→)が圧迫され，前後径が短縮した扁平な気管軟化症が生じやすい

胸部 X 線写真の経年的変化を示す．加齢とともに胸郭変形と側弯が進行しているが，同時に呼吸障害が重症化して，現在は人工呼吸器を装着している．

2．上気道閉塞性呼吸障害，喉頭軟化症，気管軟化症などの気道病変

頸部周囲筋や上気道周囲筋の異常筋緊張は，下顎後退と舌根沈下から上気道狭窄・閉塞を生じる．肥満成人でも問題になる閉塞性睡眠時無呼吸症候群と同じ病態で，吸気性喘鳴が睡眠時に強く聴取される．重症児では，覚醒時でも下顎が後退するあおむけの姿勢で出現しやすい．下顎挙上，エアウェイ挿入，持続性陽圧換気などが効果的である．

また，喉頭軟化症は，一般的に，喉頭をかたどる軟骨組織が未熟で柔らかいため乳児期に生じやすいとされているが，頸の座らない重症児では年長児でもみられる．睡眠時よりも覚醒時に強く吸気性喘鳴が聞かれる．啼泣時やリクライニング姿勢では喘鳴が悪化しやすいため，うつぶせや前傾座位などの姿勢管理，鎮静を行う．

これら上気道通過障害は胸郭呼吸運動障害と相互に関連している．上気道狭窄では吸気性喘鳴と努力性呼吸が生じ，陥没呼吸など奇異呼吸が持続することで胸郭変形が進行し，胸郭呼吸運動障害を増悪させる．

気管軟化症は，呼気時に気管が狭窄・虚脱するもので，呼気時の喘鳴を主体とする呼吸困難を呈する．初発症状は急性窒息症状が多く，突発的なチアノーゼ発作や呼吸困難，呼吸停止などで発症し，突然死もありうる．重症児では，胸郭扁平化，側弯，反復性気道感染，気管カニューレの刺激，肉芽形成などが誘因と考えられている[4]．気管軟化症は，ファイバー所見から一般に三日月型と刀鞘型に分類されるが，重症児では，前後径が短縮した扁平型が多い(図 3)．これは，脳障害から生じる筋緊張亢進と胸郭の扁平化から，気管が胸骨と脊椎の間に挟まれて前後につぶれた扁平な形に変形するためと考えられる．治療は，調節型カニューレによる気道の確保，持続陽圧呼吸，内・外ステント術，大動脈胸骨固定術の他，最近では胸骨による圧迫を解除する胸骨切除術も行われている．

3．特徴的な誘発因子・増悪因子

重症児に多い摂食嚥下障害や胃食道逆流症も呼吸障害と相互に関連する．摂食嚥下機能の未熟さから食物や唾液でさえ誤嚥して肺炎の原因となる．口腔内持続吸引器で垂れ込む唾液を減らす方法や，単純気管切開でカフなしカニューレにスピーチバルブ装着することで唾液を気管から吹き上げ，垂れ込みを予防する方法が効果的である[5]．大量の唾液誤嚥があり頻回に下気道感染を繰り返す症例では，喉頭気管分離術(図 4)が有効である．

高度な胃食道逆流症では，逆流した胃液が喉頭から気管へ流入し，のどの喘鳴やむせこみ，気管支喘息様の症状をきたす．また，喉頭軟化症患者

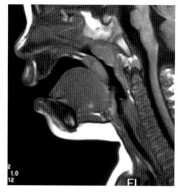
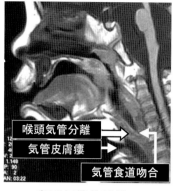

図 4.
喉頭気管分離術
唾液の誤嚥による下気道感染を繰り返す症例では，喉頭気管分離術が有効である

手術未施行　　　　喉頭気管分離術

では努力性呼吸による吸気時陰圧のため胃食道逆流が誘発され，70%で胃食道逆流症を合併する[6]．逆流した胃酸の刺激による喉頭粘膜の浮腫や慢性炎症が呼吸障害を悪化させる[7]．

重症児の呼吸障害に対するアプローチ

可動域が狭く硬くなってしまった胸郭では排痰が困難になる．はじめは軽い気道感染症であったものが，無気肺などを伴う重篤な肺炎となりうる．急性期治療と同等に普段からの呼吸理学療法が重要である．また，胃食道逆流症などの誘発因子となる疾患の治療や口腔ケア，摂食嚥下訓練，栄養サポートチーム（Nutrition Support Team；NST）によるアプローチも重要である．重症例には，より侵襲的な人工呼吸療法が選択されるが，近年は気管挿管や気管切開をしないで鼻マスクや鼻プラグ，マウスピース，フェイスマスクを通して間欠的陽圧人工呼吸を行う NPPV（非侵襲的陽圧管理）が導入され，効果を上げている．終夜パルスオキシメトリーを行い，90%以下の時間が10%以上，または起床時の $PaCO_2$ が 60 mmHg 以上のとき BiPAP（bi-level positive airway pressure）などの NPPV を夜間に導入する．

呼吸理学療法の実際の手技として，①リラクゼーション（姿勢管理），②体位排痰法，③排痰手技（squeezing など），④胸郭可動域訓練，⑤バッグによる用手的加圧，⑥IPV（肺内パーカッションベンチレーター），⑦気管支鏡や気管カニューレによる気道の安定性確保など，包括的な呼吸ケアを行う．

有効な排痰介助は，一般に，最大強制吸気量（maximum insufflation capacity；MIC）と最大呼気流速（cough peak flow；CPF）で評価される．MIC は胸郭や肺の柔らかさを示す．最大吸気の後，救急蘇生バッグによる用手的加圧（バギング）を3回行い，5～10秒間息止めして，呼出される呼気量を測定する．CPF は排痰に有効な咳の強さを表す．CPF の正常値は 360～960 l/分であるが，270 l/分以下では風邪をひいた際に排痰が困難になり，160 l/分以下では日常的に痰の排出が困難となる．これらの数値を用いて排痰にかかわる呼吸機能の評価を行うが，重症児では日常的にこれらの測定値を用いた管理は困難である．そこで，医師，理学療法士，看護師など重症児にチームで取り組む呼吸理学療法では，具体的に，胸郭や肺の柔らかさはリラクゼーションと胸郭可動域の保持＝「たくさんゆったり吸えること」，排痰に有効な咳の強さは「勢い良く吐き出せること」と分かりやすい共通の目標を設定している．

バッグによるバギングは，一回換気量（または，体重×10 ml）の3倍を子どもの吸気に合わせてマスクなどを用いて送り込む．胸郭可動域の保持と肺の柔らかさや拡がりやすさを目的に行う．胸郭運動制限などで十分な吸気が確保できない重症児に「たくさんゆったり吸える」機会を与える．また，無気肺に対する治療では，まず，健側胸郭を拡張しないように手で固定してバッグで加圧し患側肺へ空気を送り込む．痰を突き破り末梢気道にエアーエントリーされると，次にバッグで加圧後，呼気に無気肺部の胸郭を squeezing する．

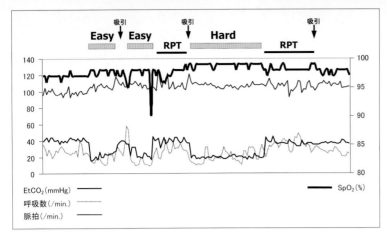

図 5.
2 歳, 男児(Tay-Sachs 病)
IPV 施行中のモニタリングを示す. 酸素飽和度(SpO₂)は施行前の 95～96 から次第に上昇し終了後は 98～99 へ. 呼気終末二酸化炭素分圧(EtCO₂)は 40 mmHg から, IPV 施行中は一時的に 20 mmHg 台へ低下, 最終的に 35 mmHg 付近に落ち着いた. 経過中, 脈拍や呼吸数に大きな変動はなく安定していた

　IPV はファジトロンによるパーカッション気流発生機構を使った人工呼吸換気装置で, 最大(平均)気道内圧を上昇させることなく酸素化を改善し, 効果的な炭酸ガス排出効果のみならず, 痰の排出も促し, 末梢気道へのドラッグデリバリー効果も期待できるシステムである. 1～5 Hz で勢いよく噴出されたパーカッション流が気道を拡げながら肺胞に到達する. 加湿機能を持つため, 分泌物を流動化, 排痰を促進し, 無気肺を解消するなどの効果を有する. 肺胞内では, 流入するガスと排出するガスの流れが生じ, 酸素-炭酸ガス交換能を向上させる. つまり, 呼吸理学療法の一技法であるパーカッションを, 肺の内部から行うことと言い換えることができる. はじめに, 気道内分泌物の流動化と肺内の酸素化を目的に, パーカッション頻度 easy2～5, 気道内圧 20～25 psi (cmH₂O)で 5 分間行う. 次に, 二酸化炭素と分泌物の排出を目的に, パーカッション頻度 easy-hard4～0～10, 気道内圧 22～30 psi(cmH₂O)で 5 分間行う. IPV 施行中は squeezing などを併用すると効果が高い. 稀に呼吸抑制をきたす症例があるが, 低圧(18～20 psi), 短時間(3 分)で, モニタリングしながら施行している.

　筋緊張亢進や低下で胸郭変形や側弯が強く, 動きも乏しく, 分泌物が末梢気道に貯留して排出が容易でない症例には, IPV は著効する. 2 歳男児(Tay-Sachs 病)の IPV 施行中の酸素飽和度(SpO₂), 脈拍, 呼吸終末二酸化炭素分圧(EtCO₂), 呼吸数のデータを示す(図 5). IPV 施行前後で, SpO₂ は上昇, EtCO₂ は減少している. IPV 中の EtCO₂ の低下は, IPV による一過性の過換気によると考えられる. 経過中, 脈拍と呼吸数に大きな変動はみられなかった. Squeezing の併用で粘稠な痰が喀出された. 外来で IPV を導入後, 在宅人工呼吸器として医療保険で処方することができる. この症例では, 下気道感染症で 1ヶ月に 1 回は入院治療を受けていたが, 在宅 IPV 施行後は 1 年以上, 入院を経験していない.

QOL 向上のために多職種が協力して取り組める呼吸理学療法

　医療の最終的な目標は患者の QOL 向上である. 日常生活が安定すること, 学校や通園の欠席日数が減少すること, そして, 急性期治療や気管切開など侵襲的治療を可能な限り避けることが重要である. そのためには, 医療機関で受ける呼吸理学療法だけでなく, 家庭や学校などの日常生活で呼吸理学療法の要素を含んだ活動を取り入れてほしい. 健康を維持するために多職種で取り組める呼吸理学療法を, 安全で効果的に行えるように日常生活の場でわかりやすく知識と技術を伝える機会が必要になる.

　呼吸ケアの知識や安全で効果的な技術について, 通園施設や養護学校の職員, 訪問看護師やヘルパーを対象とした研修会の様子を紹介する. まず最初に, 例えば緊張が強い子どもの姿勢をまねしてもらい, その呼吸しづらさを体感するところから始める(図 6). 安静時の呼吸から深呼吸して

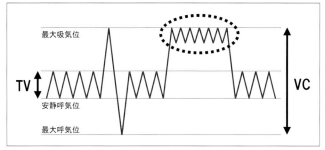

図 6. 最大吸気位に胸郭を固定して呼吸を行う（破線内）スパイロメトリーのイメージ
全身の筋緊張が高く反り返り肩甲帯が挙上している子どもでは，このように最大吸気位に胸郭が固定されて呼吸している．これをまねてその息苦しさと疲労感を体感する

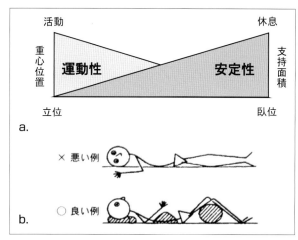

図 7.
a：重心位置と支持面積の相互関係と重症児の異常姿勢．臥位で重心が低く支持面積が広くなると安定性が増す
b：全身の筋緊張で反り返った形に固定した重症児では，臥位にしただけでは支持面積は大きくならない．緊張が緩和する屈曲位をとりながらクッションなどで支持面積を広くとる工夫をする

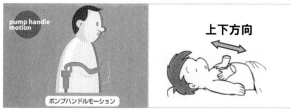

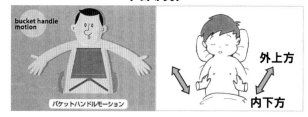

図 8. 胸郭呼吸運動のイメージ
上部胸郭はポンプハンドルモーションで上下方向へ動く．一方，下部胸郭はバケットハンドルモーションで外上方と内下方へ動く
（早わかり呼吸理学療法[8]と呼吸理学療法の第一歩[9]より改変）

最大吸気位に胸郭を固定する．この姿勢を保持したままで呼吸運動を行い，浅くて速い呼吸になることや呼吸筋の疲労が激しいことを体感してもらう．このように，体幹伸展筋群の過緊張によって全身の反り返りと肩甲骨が後退している子どもでは，胸郭は扁平に変形し最大吸気位で固定されている．

次に，姿勢管理は「リラクゼーション」をキーワードに伝える（図 7）．一般に，立位は重心位置が高く，運動性・活動性に有利であり，接地面積は足底だけで狭い．一方，臥位は重心が低く，広い支持面積で体重を受けることにより安定性を得る．しかし，緊張が亢進し変形の強い子どもは，臥位になっても反り返りが強く，後頭部・一方の肩・骨盤の一部・外踝部などのごく一部が接地しているに過ぎない．アライメントを整え，緊張が緩和する屈曲位をとりながら，項部・背部・下肢屈曲側などにクッションを入れ，支持面を広くとる工夫が必要である．

胸郭可動域を拡げることを目的に，側臥位で呼吸に合わせて肩と骨盤を支点に体幹をねじり，腰背筋などの体幹の過緊張を緩和する運動を行う．また，子どもの後ろから介助した座位での体幹のねじりで，胸郭の捻転と肋間筋のストレッチを行う．

「勢い良く吐き出せる」ために，squeezing などの呼気介助を行う．呼気介助は，胸郭の動きを理解することから始める（図 8）．上部胸郭は両側肋骨の先端が胸骨に付着し閉鎖しており，胸郭は肋椎関節を軸に頭尾方向に動く．その動きはポンプハンドルモーションといわれる．一方，下部胸郭は肋骨の先端が遊離しているため，吸気時に開き呼気時に閉じる内外方向への動きが中心でバケットハンドルモーションと呼ばれる．胸郭の可動域

を把握することで，骨折などのリスクを軽減することができる．呼気介助の実際は，最初は相手の呼吸に合わせて軽く手を添えることから始める．相手の呼吸のリズムと胸郭の動きを把握したうえで，次第に深く呼気介助を行い，ゆったりした呼吸ができるように介助する．

これらのケアを介助者同士で行う機会は，お互いにその効果を実感でき，適した力のかけ具合を体感できるメリットがある．医師，看護師，訓練士などの専門職でないスタッフへ呼吸ケアを伝えるときは，次のように，効果を実感する工夫や具体的なゴールを提示するよう心がける．まず，ケアを行う人がリラックスする．そして，お互いに体も心もリラックスすると自然とたくさんゆったりと呼吸ができることを理解する．リスク軽減のために，胸郭の動く範囲と方向を知る．また，苦痛でないか相手の表情をよくみて行う．介助者の手のひらが胸郭の上を滑っていかないように手のひら全体を胸郭に吸い付かせるように介助する．気持ちよくゆったり呼吸ができて，眠くなってくれればケアは上手に行えているなど，わかりやすい指標を設定する．

おわりに

訪問看護ステーション，特別支援学校や福祉施設などで，呼吸ケアの講習を行う機会をよく与えていただいている．胸郭の変形などから呼吸器症状のある子どもに対して，普段からどのような姿勢が苦しくないか，痰を楽に排出できる介助方法などを，かかわる担任教員，養護教諭，看護師，介護士，ヘルパー，ご家族が一同に会して，一緒に手を添えて呼吸ケアを学ぶ．自立活動の授業などに呼吸理学療法の要素を取り入れた体操を行うことで，呼吸器症状による欠席が減少したなどの事例を多く経験する．大切なのは，こういった共通の経験や感覚を多職種で共有し身につけることである．我々医師の役割は，そういう機会を提供することにあると思う．

文献

1) 折口美弘ほか：重症心身障害児(者)の死亡に関する研究．厚生省精神・神経疾患研究委託費「重症心身障害における病態の年齢依存性変容とその対策に関する研究」平成10年度研究報告書：193-203, 1999.
   Summary 1982〜99年の間に国立療養所で死亡した重症心身障害児・者の死因調査を行った．肺炎と呼吸不全を合わせると53.0％であった．

2) 大越 桂：積乱雲．小学4年生国語教科書，東京書籍，2016.

3) 金子断行：重症脳性まひ．宮川哲夫・黒川幸雄(編)：244-250，理学療法MOOK4，呼吸理学療法．三輪書店，1999.

4) 水野勇司，宇梶光大郎：重症心身障害児(者)における気管軟化症の臨床的検討．脳と発達，**37**：505-511, 2005.

5) 田中総一郎：重症心身障害．梶原厚子(編)：141-164，子どもが元気になる在宅ケア．南山堂，2017.

6) Bili H, Khvolis E, Shoseyov D, et al：The prevalence of gastroesophageal reflux in children with tracheomalacia and laryngomalacia. Chest, **119**：409-413, 2001.
   Summary 慢性的な呼吸器症状のある116例(3〜28ヶ月齢)のうち，喉頭軟化症と気管軟化症を認めた54例では胃食道逆流を70％に認めた．一方，軟化症のなかった群では39％に合併した．

7) Iyer VK, Pearman K, Raafat F：Laryngeal mucosal histology in laryngomalacia：the evidence for gastro-oesophageal reflux laryngitis. Int J Pediatr Otorhinolaryngol, **49**：225-230, 1999.
   Summary 喉頭軟化症の病理組織学的変化は喉頭上皮の炎症と基底細胞の増殖を認める．胃食道逆流合併では上皮内に好酸球を認めた．

8) 眞渕 敏：早わかり呼吸理学療法：16-21, メディカ出版，2004.

9) 並木昭義，石川 朗，松本真希：呼吸理学療法の第一歩：29-57，南江堂，2001.

患者の治療やケアの向上に… 自分の生活習慣を見直すきっかけに…

睡眠のことをもっと知りたい，すべての人へ

好評書

医療・看護・介護のための 睡眠検定ハンドブック

睡眠について正しい知識を身につけたい！
そんな声に応えて，睡眠検定のテキストができました。睡眠に関する多彩な分野のエキスパートを執筆陣に迎え，睡眠の基礎から，医療・看護・介護現場での実践的な知識まで，幅広く学べる一冊です。

監修 日本睡眠教育機構
編著 宮崎総一郎・佐藤尚武
B5判・216頁
定価（本体価格3000円＋税）
2013年10月発行

CONTENTS

はじめに
1. 睡眠学とは　　　　　　　　　宮崎総一郎
2. 睡眠検定とは　　　　　　　　宮崎総一郎，佐藤尚武

第1章　睡眠の科学的基礎
Ⅰ　総論
1. 睡眠の役割と多様性　　　　　井上昌次郎
2. 睡眠と文化，暮らし　　　　　堀　忠雄
3. 脳のメカニズム　　　　　　　北浜邦夫
4. 睡眠と健康　　　　　　　　　佐藤尚武
Ⅱ　睡眠の基礎知識
1. 睡眠のメカニズム　　　　　　北浜邦夫
2. 睡眠構築　　　　　　　　　　林　光緒
3. 睡眠時間　　　　　　　　　　宮崎総一郎
4. 睡眠の個人差　　　　　　　　宮崎総一郎，林　光緒
5. 生体リズム　　　　　　　　　林　光緒
6. 睡眠環境　　　　　　　　　　林　光緒
7. 睡眠と嗜好品　　　　　　　　林　光緒
8. 睡眠と運動　　　　　　　　　小林敏孝
9. 睡眠と学習　　　　　　　　　堀　忠雄

第2章　睡眠知識の応用と指導
Ⅰ　睡眠知識の応用
1. 睡眠と社会　　　　　　　　　森国　功，宮崎総一郎
Ⅱ　睡眠相談
1. 睡眠相談のための12の指針　　宮崎総一郎，佐藤尚武
2. 睡眠相談技術　　　　　　　　田中秀樹
Ⅲ　看護・介護と睡眠
1. 看護・介護現場での睡眠　　　尾﨑章子
2. 高齢者の睡眠に関する事例　　尾﨑章子ほか
Ⅳ　健やかな眠りのために
1. 睡眠衛生指導の実際　　　　　宮崎総一郎
2. 仮眠の効用　　　　　　　　　林　光緒
3. 緊急時の仮眠のとり方　　　　森国　功，宮崎総一郎

第3章　睡眠障害とその予防
Ⅰ　主な睡眠障害
1. 睡眠の評価　　　　　　　　　田中秀樹
2. 不眠症　　　　　　　　　　　原田大輔，伊藤　洋
3. 過眠症　　　　　　　　　　　原田大輔，伊藤　洋
4. 概日リズム睡眠障害　　　　　原田大輔，伊藤　洋
5. 睡眠不足症候群　　　　　　　宮崎総一郎
6. 睡眠呼吸障害　　　　　　　　宮崎総一郎
Ⅱ　高齢者の睡眠障害
1. 高齢者の不眠症　　　　　　　河野公範，堀口　淳
2. 睡眠時随伴症　　　　　　　　河野公範，堀口　淳
3. 睡眠関連運動障害　　　　　　河野公範，堀口　淳
Ⅲ　睡眠薬の効用と注意点
1. 睡眠薬はどのように効くのか　青木　亮，伊藤　洋

睡眠健康指導士とは　　　　　　　宮崎総一郎，佐藤尚武
睡眠健康指導士に期待すること　　粥川裕平

睡眠検定…日本睡眠教育機構により，2013年秋よりスタート。
詳細は睡眠健康大学のHP（http://sleep-col.com/）まで。

全日本病院出版会　〒113-0033 東京都文京区本郷 3-16-4　Tel：03-5689-5989
http://www.zenniti.com　Fax：03-5689-8030
お求めはお近くの書店または弊社ホームページまで！

好評書籍

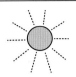
快適な眠りのための
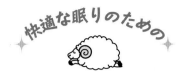

睡眠習慣
セルフチェックノート

林 光緒
広島大学大学院総合科学研究科 教授
宮崎総一郎
日本睡眠教育機構 理事長
松浦倫子
エス アンド エー アソシエーツ

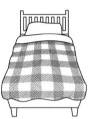

2015年4月発行
A5判　184頁
定価（本体価格1,800円＋税）

医学的な睡眠の基礎知識、快眠のヒントが満載！

食事・運動などの生活習慣、寝具や寝室の環境、朝の過ごし方など、多彩なチェック項目に答えながら、一人ひとりに合った快眠法を学ぶ実践書。自分の眠りを見直すだけでなく、睡眠に悩む人へのアドバイスにも活用できます！

主な項目

第1部　健やかな眠りのために
睡眠の役割
睡眠は脳を創り、育てる
睡眠の構造と機能
睡眠と記憶、学力
睡眠のメカニズム
よい眠りのために―睡眠衛生
睡眠の評価と改善ツール

第2部　よく眠れていますか？
寝る時刻は決まっていますか？
昼寝をしていますか？
いつ夕食を食べていますか？
いつお風呂に入っていますか？
ふだん運動をしていますか？
夜、お茶やコーヒーを飲んでいますか？
夜、タバコを吸いますか？
眠れないとき、お酒を飲みますか？
寝る前に水を飲んでいますか？
寝る前にテレビやパソコン、携帯電話を使っていますか？
寝ることでストレスが解消できていますか？　ほか

第3部　寝苦しい夜を快適に過ごすために
部屋の照明
カーテン
枕・寝具・リネン類
寝間着
寝室の空気環境
夏の高温対策
冬の低温対策
騒音
就床時の音楽
香り　ほか

第4部　朝、快適に目覚めるために
平日の起床時刻は決まっていますか？
休日の起床時刻は？
自分で起きていますか？
朝日を浴びていますか？
朝食をとっていますか？
朝、カフェイン飲料を飲んでいますか？
朝、人と会話していますか？
朝、音楽を聴いていますか？
朝、お風呂に入りますか？
朝、運動をしていますか？　ほか

columun
「夕方以降にソファーなどで仮眠をとっています」
「悩みごとが頭から離れず眠れません」
「寝る前まで、昼光色の蛍光灯の下で過ごしています」
「休日は、平日より2時間以上も起きるのが遅くなります」　ほか

全日本病院出版会
〒113-0033　東京都文京区本郷3-16-4
http://www.zenniti.com
Tel:03-5689-5989
Fax:03-5689-8030
お求めはお近くの書店または弊社ホームページまで！

会 告

一般社団法人日本頭頸部癌学会　第10回教育セミナーのご案内

一般社団法人　日本頭頸部癌学会
教育委員会委員長　佐々木　徹

　一般社団法人日本頭頸部癌学会主催第10回教育セミナーを下記の要領で開催いたしますのでご案内申し上げます．会場は「石川県立音楽堂　邦楽ホール」です．第43回日本頭頸部癌学会会場からは徒歩で3分ほどの別会場となります．第10回教育セミナーの内容は1)頭頸部癌総論，2)口腔癌(舌癌)，3)中咽頭癌と致しました．本セミナー受講者には日本がん治療認定医機構の学術単位(3単位)，日本口腔外科学会専門医制度の資格更新のための研修単位(5単位)，日本耳鼻咽喉科学会専門医資格更新の学術業績・診療以外の活動実績(0.5単位)が与えられます．また，日本頭頸部外科学会主催頭頸部がん専門医申請資格の学術活動として認められますので，多数のご参加をお待ちしております．なお，日本耳鼻咽喉科学会専門医の方は必ずICカードをお持ちください．今回より専門医ICカードのみでの受付となります．
　セミナー当日には翌13日からの第43回日本頭頸部癌学会の受付等は行っておりません．

記

1．日　時：2019年6月12日(水)　12：30〜17：30(予定)
2．会　場：石川県立音楽堂　邦楽ホール
　　　　　〒920-0856　石川県金沢市昭和町20-1(金沢駅兼六園口)
　　　　　TEL：076-232-8111(代)／FAX：076-232-8101
　　　　　URL：https://ongakudo.jp/c_hall/c_hougaku/70
3．内　容：テーマ1．頭頸部癌総論　　テーマ2．口腔癌(舌癌)　　テーマ3．中咽頭癌
4．受講料：5,000円　「第10回教育セミナー」と明記の上，下記口座にお振り込みください．
　　　　　郵便振替口座　00190-2-420734　　一般社団法人　日本頭頸部癌学会
5．定　員：400名　なおHPからの事前登録はいたしません．
6．応募方法：原則当日受付は行いません．席に余裕がある場合には受講のみは可能としますが，いかなる理由であっても当日受付での受講修了証の発行は致しませんのでご注意ください．
・必要事項(氏名・フリガナ，本学会員の有無，所属住所・電話番号，所属先，e-mailアドレス)をご記入のうえ，
〒135-0033 東京都江東区深川2-4-11　一ツ橋印刷(株)学会事務センター内，
日本頭頸部癌学会セミナー担当宛にお送りください．
TEL：03-5620-1953／FAX：03-5620-1960
・参加費の振り込みが確認され次第，参加受付証を郵送いたします．
・申し込み締め切りは2019年5月31日(金)(必着)です．先着順に受付いたします．
・参加資格：特に規定はありません(ただし，一般の方は対象としておりません)．
医師以外のメディカルスタッフの方も歓迎いたします．医学生，初期研修医，医師以外のメディカルスタッフの方は，参加費は無料ですがその場合，指導教授(医)または本学会員の証明が必要です．本学会HP内の案内に書式を掲載する予定です．

FAXによる注文・住所変更届け

改定：2015年1月

毎度ご購読いただきましてありがとうございます．

読者の皆様方に小社の本をより確実にお届けさせていただくために，FAXでのご注文・住所変更届けを受けつけております．この機会に是非ご利用ください．

◇ご利用方法

FAX専用注文書・住所変更届けは，そのまま切り離してFAX用紙としてご利用ください．また，注文の場合手続き終了後，ご購入商品と郵便振替用紙を同封してお送りいたします．**代金が5,000円をこえる場合，代金引換便とさせて頂きます．**その他，申し込み・変更届けの方法は電話，郵便はがきも同様です．

◇代金引換について

本の代金が5,000円をこえる場合，代金引換とさせて頂きます．配達員が商品をお届けした際に，現金またはクレジットカード・デビットカードにて代金を配達員にお支払い下さい(本の代金＋消費税＋送料)．(※年間定期購読と同時に5,000円をこえるご注文を頂いた場合は代金引換とはなりません．郵便振替用紙を同封して発送いたします．代金後払いという形になります．送料は定期購読を含むご注文の場合は頂きません)

◇年間定期購読のお申し込みについて

年間定期購読は，1年分を前金で頂いておりますため，代金引換とはなりません．郵便振替用紙を本と同封または別送いたします．送料無料，また何月号からでもお申込み頂けます．

毎年末，次年度定期購読のご案内をお送りいたしますので，定期購読更新のお手間が非常に少なく済みます．

◇住所変更届けについて

年間購読をお申し込みされております方は，その期間中お届け先が変更します際，必ずご連絡下さいますようよろしくお願い致します．

◇取消，変更について

取消，変更につきましては，お早めにFAX，お電話でお知らせ下さい．

返品は，原則として受けつけておりませんが，返品の場合の郵送料はお客様負担とさせていただきます．その際は必ず小社へご連絡ください．

◇ご送本について

ご送本につきましては，ご注文がありましてから約1週間前後とみていただきたいと思います．お急ぎの方は，ご注文の際にその旨をご記入ください．至急送らせていただきます．2～3日でお手元に届くように手配いたします．

◇個人情報の利用目的

お客様から収集させていただいた個人情報，ご注文情報は本サービスを提供する目的(本の発送，ご注文内容の確認，問い合わせに対しての回答等)以外には利用することはございません．

その他，ご不明な点は小社までご連絡ください．

株式会社 全日本病院出版会　〒113-0033 東京都文京区本郷3-16-4-7F
電話03(5689)5989　FAX03(5689)8030　郵便振替口座00160-9-58753

年　月　日

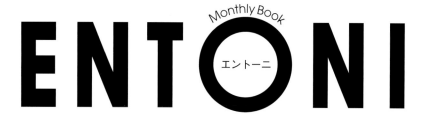

FAX 専用注文書

「Monthly Book ENTONI」誌のご注文の際は，このFAX専用注文書もご利用頂けます．また電話でのお申し込みも受け付けております．毎月確実に入手したい方には年間購読申し込みをお勧めいたします．また各号1冊からの注文もできますので，お気軽にお問い合わせください．

バックナンバー合計
5,000円以上のご注文
は代金引換発送

—お問い合わせ先—
㈱全日本病院出版会　営業部
電話 03(5689)5989　　FAX 03(5689)8030

□年間定期購読申し込み　No.　　　から

□バックナンバー申し込み

No. - 冊	No. - 冊	No. - 冊	No. - 冊
No. - 冊	No. - 冊	No. - 冊	No. - 冊
No. - 冊	No. - 冊	No. - 冊	No. - 冊
No. - 冊	No. - 冊	No. - 冊	No. - 冊

□他誌ご注文

　　　　　　　　冊　　　　　　　　　　　　　　　冊

お名前　フリガナ　　　　　　　　　㊞　　診療科

ご送付先　〒　-
　　　　□自宅　□お勤め先

電話番号　　　　　　　　　　　　　　　□自宅
　　　　　　　　　　　　　　　　　　　□お勤め先

FAX 03-5689-8030 全日本病院出版会行

年　月　日

住所変更届け

お名前	フリガナ	
お客様番号		毎回お送りしています封筒のお名前の右上に印字されております8ケタの番号をご記入下さい。
新お届け先	〒　　　都道府県	
新電話番号	（　　　）	
変更日付	年　月　日より	月号より
旧お届け先	〒	

※ 年間購読を注文されております雑誌・書籍名に✓を付けて下さい。
- ☐ Monthly Book Orthopaedics（月刊誌）
- ☐ Monthly Book Derma.（月刊誌）
- ☐ 整形外科最小侵襲手術ジャーナル（季刊誌）
- ☐ Monthly Book Medical Rehabilitation（月刊誌）
- ☐ Monthly Book ENTONI（月刊誌）
- ☐ PEPARS（月刊誌）
- ☐ Monthly Book OCULISTA（月刊誌）

FAX 03-5689-8030

全日本病院出版会行

Monthly Book ENTONI バックナンバー

2019. 3. 現在

No.166 編集企画/宇佐美真一
耳鼻咽喉科医が見落としてはいけない中枢疾患
増刊号 5,400円+税

No.172 編集企画/吉崎智一
知っておきたい甲状腺診療―検査から専門治療まで―
増大号 4,800円+税

No.179 編集企画/村上信五
診断・治療に必要な耳鼻咽喉科臨床検査
―活用の point と pitfall―
増刊号 5,400円+税

No.185 編集企画/渡辺行雄
耳鼻咽喉科漢方処方ベストマッチ
増大号 4,800円+税

No.186 編集企画/原 晃
耳鳴のすべて

No.188 編集企画/植田広海
聴覚異常感をどう診る・どう治す

No.189 編集企画/北原 糺
めまい・ふらつきの診かた・治しかた

No.190 編集企画/大島猛史
耳鼻咽喉科における高齢者への投薬

No.191 編集企画/宮崎総一郎
睡眠時無呼吸症候群における CPAP の正しい使い方

No.192 編集企画/髙橋晴雄
耳鼻咽喉科スキルアップ 32―私のポイント―
増刊号 5,400円+税

No.193 編集企画/岡本美孝
アレルギー性鼻炎と舌下免疫療法

No.194 編集企画/原渕保明
女性医師が語る！治療法を変えるべきタイミング
―私の経験・方針―

No.195 編集企画/岸本誠司
下咽頭癌・咽頭癌治療はここまできた

No.196 編集企画/久 育男
知っておきたい！高齢者の摂食嚥下障害
―基本・管理・診療―
増大号 4,800円+税

No.197 編集企画/清水猛史
喘息と耳鼻咽喉科疾患

No.198 編集企画/中川尚志
顔面神経麻痺の治療アプローチ

No.199 編集企画/三輪高喜
難治性口内炎―早期治療のコツ―

No.200 編集企画/武田憲昭
めまい頻用薬の選び方・上手な使い方

No.201 編集企画/小林俊光
耳管の検査と処置―治療効果を上げるコツ―

No.202 編集企画/倉富勇一郎
頭頸部癌の早期発見のポイント―コツと pitfall―

No.203 編集企画/栢森良二
顔面神経麻痺のリハビリテーションによる機能回復

No.204 編集企画/大久保公裕
小児のアレルギー性疾患 update

No.205 編集企画/氷見徹夫
診断に苦慮した耳鼻咽喉科疾患
―私が経験した症例を中心に―
増刊号 5,400円+税

No.206 編集企画/伊藤真人
親がナットク！こどものみみ・はな・のど外来

No.207 編集企画/鈴鹿有子
女性の診かた―年齢・病態に応じた治療戦略―

No.208 編集企画/欠畑誠治
中耳・内耳疾患を見逃さない！

No.209 編集企画/竹内裕美
好酸球性副鼻腔炎の効果的な治療法―私の治療戦略―

No.210 編集企画/黒野祐一
もう迷わない耳鼻咽喉科疾患に対する向精神薬の使い方
増大号 4,800円+税

No.211 編集企画/佐藤宏昭
老人性難聴への効果的アプローチ

No.212 編集企画/小島博己
かぜ症状の診療戦略

No.213 編集企画/小川 郁
心因性疾患診療の最新スキル

No.214 編集企画/堀井 新
"めまい"診断の落とし穴―落ちないための心得―

No.215 編集企画/太田伸男
口腔・舌病変をみる―初期病変も見逃さないポイント―

No.216 編集企画/鴻 信義
実践！内視鏡下鼻内副鼻腔手術―コツと注意点―

No.217 編集企画/吉田尚弘
わかりやすい ANCA 関連血管炎性中耳炎(OMAAV)
―早期診断と治療―

No.218 編集企画/守本倫子
耳鼻咽喉科における新生児・乳幼児・小児への投薬
―update―
増刊号 5,400円+税

No.219 編集企画/松根彰志
ネブライザー療法―治療効果を高めるコツ―

No.220 編集企画/川内秀之
あなどれない扁桃・扁桃周囲病変の診断と治療

No.221 編集企画/曾根三千彦
ここが知りたい耳鼻咽喉科に必要な他科の知識

No.222 編集企画/西野 宏
子どもから大人までの唾液腺疾患―鑑別の要点―

No.223 編集企画/坂田俊文
みみ・はな・のど診断 これだけは行ってほしい
決め手の検査
増刊号 4,800円+税

No.224 編集企画/保富宗城
子どもの中耳炎 Q & A

No.225 編集企画/喜多村 健
高齢者のみみ・はな・のど診療マニュアル

No.226 編集企画/大森孝一
災害時における耳鼻咽喉科の対応

No.227 編集企画/林 達哉
小児の反復性症例にどう対応するか

No.228 編集企画/鈴木元彦
鼻出血の対応

No.229 編集企画/齋藤 晶
耳鼻咽喉科と漢方薬―最新の知見―

通常号⇒ 2,500円+税

※No.183以前発行のバックナンバー，各目次等の詳しい内容はHP（www.zenniti.com）をご覧下さい．

次号予告

耳鼻咽喉科医が頻用する内服・外用薬
―選び方・上手な使い方―

No.231（2019年4月増刊号）

編集企画／弘前大学教授　松原　篤

I．耳疾患
1. 慢性中耳炎に対する内服・点耳液の使い方　　　　　　　　　　　　　　　白馬　伸洋
2. 外耳炎・外耳道湿疹に対する内服・外耳液の使い方　　　　　　　　　　　小川　洋
3. 好酸球性中耳炎に対する内服・外用薬の使い方　　　　　　　　　　　　　吉田　尚弘ほか
4. Hunt 症候群による疱疹と眼症状に対する内服・外用薬の使い方　　　　　木村　拓也ほか
5. 耳管開放症に対する内服・外用薬の使い方　　　　　　　　　　　　　　　大島　猛史

II．鼻疾患
1. アレルギー性鼻炎における内服・点鼻薬の選び方　　　　　　　　　　　　後藤　穣
2. 妊婦のアレルギー性鼻炎患者に対する内服・点鼻薬の使い方　　　　　　　尾野　里奈ほか
3. 小児アレルギー性鼻炎治療における内服・点鼻薬の使用時の留意点　　　　鈴木　祐輔ほか
4. 好酸球性副鼻腔炎に対する内服・外用薬の使い方　　　　　　　　　　　　中丸　裕爾
5. 慢性副鼻腔炎に対する内服・外用薬の使い方（ネブライザー療法も含めて）　兵　行義
6. 嗅覚障害に対する内服・点鼻薬の使い方　　　　　　　　　　　　　　　　志賀　英明ほか
7. 鼻前庭炎，ドライノーズに対する内服・外用薬の使い方　　　　　　　　　三輪　正人

III．口腔咽喉頭疾患
1. 口内炎に対する内服・外用薬の使い方　　　　　　　　　　　　　　　　　渡邊　毅ほか
2. 口腔・咽頭真菌症に対する内服・外用薬の使い方　　　　　　　　　　　　鈴木　真輔
3. 口腔乾燥症に対する内服・外用薬の使い方　　　　　　　　　　　　　　　高野　賢一
4. 扁桃炎に対する内服・外用薬の使い方　　　　　　　　　　　　　　　　　木村　文美ほか
5. 喉頭アレルギーに対する内服・外用薬の使い方　　　　　　　　　　　　　片田　彰博
6. 喉頭肉芽腫症に対する内服・吸入薬の使い方　　　　　　　　　　　　　　高畑　淳子

IV．がん治療の支持療法
1. 化学放射線療法による口内炎への内服・外用薬の使い方　　　　　　　　　仲江川雄太
2. セツキシマブによる皮膚障害に対する内服・外用薬の使い方　　　　　　　山﨑　知子ほか

V．他科専門医から耳鼻咽喉科医へ
1. 耳鼻咽喉科医が知っておくべきがん疼痛に対する内服・貼付薬　　　　　　佐藤　哲観
2. 耳鼻咽喉科医が知っておくべき気管支喘息の吸入・内服・貼付薬　　　　　斎藤　純平
3. 耳鼻咽喉科医が知っておくべきアトピー皮膚炎の内服・外用薬　　　　　　矢上　晶子
4. 耳鼻咽喉科医が知っておくべきアレルギー性結膜炎に対する内服・点眼薬の使い方　　　　高村　悦子

編集主幹：本庄　巖　京都大学名誉教授
　　　　　市川　銀一郎　順天堂大学名誉教授
　　　　　小林　俊光　仙塩利府病院　耳科手術センター長

No.230　編集企画：
　鈴木雅明　帝京大学ちば総合医療センター教授

Monthly Book ENTONI　No.230
2019年4月10日発行（毎月1回15日発行）
定価は表紙に表示してあります．
Printed in Japan

発行者　末定　広光
発行所　株式会社　全日本病院出版会
〒113-0033　東京都文京区本郷3丁目16番4号7階
電話（03）5689-5989　Fax（03）5689-8030
郵便振替口座 00160-9-58753

© ZEN・NIHONBYOIN・SHUPPANKAI, 2019

印刷・製本　三報社印刷株式会社　電話（03）3637-0005
広告取扱店　⑲日本医学広告社　電話（03）5226-2791

・本誌に掲載する著作物の複製権・翻訳権・上映権・譲渡権・公衆送信権（送信可能化権を含む）は株式会社全日本病院出版会が保有します．
・JCOPY ＜（社）出版者著作権管理機構　委託出版物＞
本誌の無断複写は著作権法上での例外を除き禁じられています．複写される場合は，そのつど事前に，（社）出版者著作権管理機構（電話 03-5244-5088, FAX 03-5244-5089, e-mail: info@jcopy.or.jp）の許諾を得てください．
本誌をスキャン，デジタルデータ化することは複製に当たり，著作権法上の例外を除き違法です．代行業者等の第三者に依頼して同行為をすることも認められておりません．